儿童视力改善恢复保健书

金守梅/主编

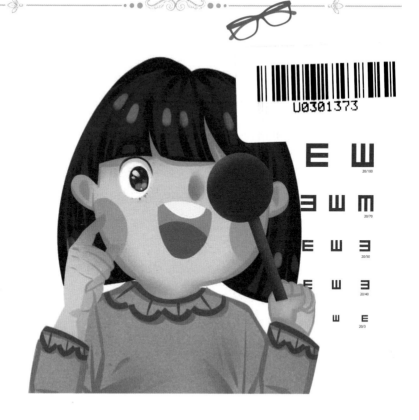

U0301373

吉林科学技术出版社

图书在版编目（CIP）数据

儿童视力改善恢复保健书 / 金守梅主编 . -- 长春 ：
吉林科学技术出版社，2025. 1. -- ISBN 978-7-5744
-1591-1

Ⅰ . R779.7

中国国家版本馆 CIP 数据核字第 2024SM0306 号

儿童视力改善恢复保健书

ERTONG SHILI GAISHAN HUIFU BAOJIAN SHU

主　　编	金守梅
出 版 人	宛　霞
责任编辑	张　楠　郭　廓
封面设计	深圳市弘艺文化运营有限公司
制　　版	深圳市弘艺文化运营有限公司
幅面尺寸	170 mm × 240 mm
开　　本	16
字　　数	210千字
印　　张	13
页　　数	208
印　　数	1～5 000册
版　　次	2025年1月第1版
印　　次	2025年1月第1次印刷

出　　版	吉林科学技术出版社
发　　行	吉林科学技术出版社
地　　址	长春市净月区福祉大路5788号出版大厦A座
邮　　编	130118
储运部电话	0431-86059116
编辑部电话	0431-81629520
印　　刷	长春百花彩印有限公司

书　　号	ISBN 978-7-5744-1591-1
定　　价	49.90元

　　随着科技的进步，大量电子产品的普及，儿童青少年的日常生活和学习都离不开电子产品，这就造成了我国近视人群逐年增多，并呈现低龄化的趋势。根据国家卫生健康委员会的相关数据，2020年我国儿童青少年总体近视率已高达52.7%，其中0~6岁孩子中已经有45%失去了远视储备，6~10岁孩子的近视度数增长最快。在儿童青少年近视日趋严重的情况下，作为家长，近视防控已成为我们的必修课。

　　在近视防控工作中，经常有家长问我各种各样的问题，例如：孩子放寒假前看黑板还挺清楚的，怎么一开学就看不清楚黑板了呢？孩子近视后挺注意用眼习惯的，怎么度数还是增长得这么快？我想告诉大家的是，孩子视力下降是有征兆的，近视也是可以防控的，即使孩子近视了，家长们也不用过于焦虑。有研究表明，采取了近视防控手段的孩子，一年内近视度数增长可能还不到25度，甚至不增长。由此可见，只要做好近视防控，是可以让孩子远离近视的，即使是已经近视的孩子，也能够避免视力进一步下降。

　　那么，我们该如何帮助孩子进行近视防控呢？本书从讲解儿童青少年的视力知识开始，带您了解眼睛的基本结构，掌握孩子在不同时期的视力发展情况，详细阐述孩童时期常见的眼疾，指导您如何帮助孩子养成良好的用眼习惯和护眼习惯。此外，本书还从生活习惯、生活环境、视力游戏、穴位按摩、营养膳食等方面详细阐述了如何帮助孩子保护眼睛、预防近视。

近视可控不可逆，儿童青少年时期是预防近视的关键时期，希望本书能够帮助孩子远离近视或延缓近视的发展，还孩子一双健康、明亮的眼睛。

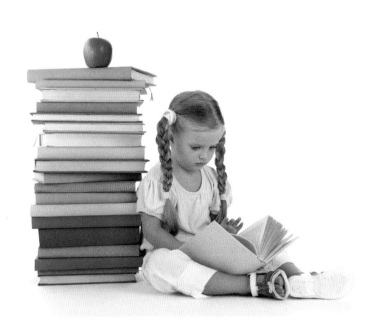

目录

第2章　关注生病的眼睛

第3章 警惕那些近视防控的误区

第4章 如何有效预防近视

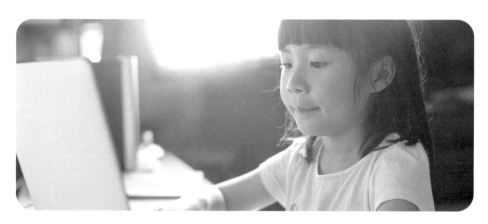

第5章 孩子近视了怎么办

第6章 巧用科学方法改善儿童视力

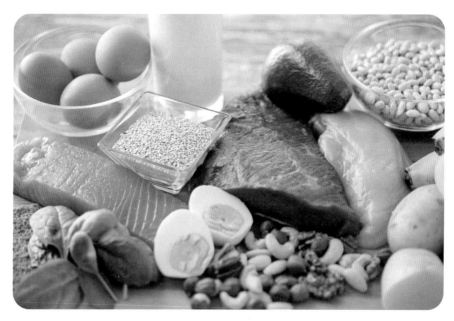

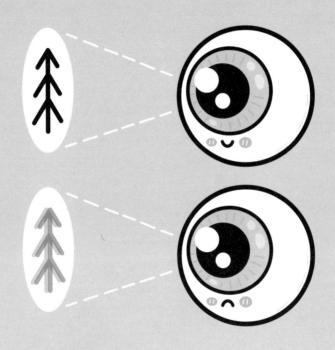

第1章

认识 ●———→
神奇的眼睛

　　眼睛是人体最重要的感觉器官之一，是"心灵的窗户"。眼睛不仅能让我们发现世界的美，还能帮助我们获取各类信息，协助我们进行一切活动。然而，现在越来越多的孩子出现了各种视力问题，如近视、散光、弱视……因此，我们需要更加重视眼睛的健康。爱护眼睛、保护视力，让我们先从认识神奇的眼睛开始。

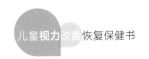
了解眼睛的**结构与功能**

眼睛由眼球、视路、眼附属器三部分组成，这些结构发挥着不同的作用，维持着眼睛不同的生理状态。

眼球的结构和功能

眼球是视器的主要部分，形状近似球形，直径约24毫米，位于眼眶的前部。眼球周围由脂肪组织、结缔组织和眼肌等包绕，借筋膜与眶壁相连，后部借视神经连于间脑的视交叉。眼球主要由眼球壁和眼球内容物构成。

人眼结构

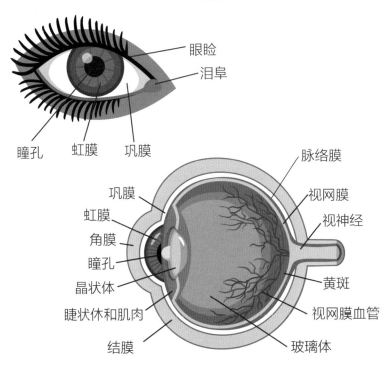

● 眼球壁的构成

眼球壁从外到内依次有三层：外层为纤维层，中层为葡萄膜，内层为视网膜。

角膜、巩膜构成眼球壁外层

眼球壁外层的前1/6为透明的角膜，其余5/6为白色的巩膜，两者移行处为角膜缘。

角膜是眼睛前端一层透明的薄膜，呈椭圆形。角膜无血管，由泪液、房水、周围血管以及神经提供营养。角膜含丰富的神经，感觉敏锐，当有外物接触角膜时，眼睑便会不由自主地合上，以保护眼睛。角膜是完全透明的，这样便有利于光线通过，光线要通过角膜才能射入眼球。因此，角膜是眼球中十分重要的组成部分。角膜内面与虹膜之间构成眼前房，内有眼房水。

巩膜呈半圆形，由致密的胶原纤维和弹性纤维构成，质地坚硬，不透明，呈瓷白色。巩膜约占眼球总面积的30％，前面与角膜相连，后面与视神经的鞘膜相接。巩膜结构坚韧，有支持和保护眼内组织的作用。一般来说，孩子的巩膜为浅蓝色，成年人的巩膜为白色，因脂肪沉着，老年人的巩膜为黄色。

虹膜、睫状体和脉络膜构成眼球壁中层

眼球壁中层又称葡萄膜、眼球血管膜，含有丰富的色素和血管，包括虹膜、睫状体和脉络膜三部分。

虹膜呈环圆形，位于角膜和晶状体之间，俗称"黑眼球"。黑眼球中央有一直径为2.5～4毫米的小圆孔，称为瞳孔，光线由此进入眼内。瞳孔由环形的瞳孔括约肌和瞳孔开大肌来调节大小，在强光下，瞳孔括约肌收缩，瞳孔开大肌缩小，限制光亮进入，可减少强光刺激；在弱光和暗处，瞳孔开大肌放大，增加进入眼内的光线，帮助人看清物体。虹膜内层上皮细胞含有黑色素细胞，其数量的多少和分布情况的不同，致使人类的虹膜呈现蓝色、褐色、灰色或黑色等不同的颜色。

睫状体是眼球壁中膜的增厚部分，内表面有许多突出并呈放射状排列的皱褶。睫状体前接虹膜根部，后接脉络膜，外侧为巩膜，内侧则通过悬韧带与晶状体相连。睫状体包括睫状肌、血管及三叉神经末梢，受副交感神经支配。睫状体分泌房水，与眼压及组织营养代谢有关。睫状体经悬韧带调节晶状体的屈光度，以帮助人看清远近物。

脉络膜位于视网膜和巩膜之间，是一层柔软光滑、具有弹性、富含血管的棕色薄膜。脉络膜富含血管及黑色素细胞，脉络膜的血液循环营养视网膜外层，其含有的丰富色素起到遮光和暗房作用。

眼球壁内层，即视网膜

视网膜也叫眼底，是一层柔软且透明的膜，紧贴在脉络膜内面，呈橘红色，内含丰富的血管、神经和感光细胞，负责感光成像。其中，视网膜后极部有一直径约2毫米的浅漏斗状小凹陷区，称为黄斑区，这是因为该区含有丰富的叶黄素，其中央有一处小凹为黄斑中心凹。黄斑区无血管，但有大量的感光细胞，是视网膜上视觉最敏锐的部分。

当外界光线进入眼内时，其通过角膜、晶状体、玻璃体聚焦到视网膜上。视网膜上分布着许多感光细胞，对外界的光线、颜色能够产生反应，从而使人看到各种颜色。若视网膜出现异常，会引起视力明显下降；如果视网膜黄斑区出现异常，不仅会出现视力下降，还可能使人丧失色觉。

● 眼球内容物的构成

眼球内容物包括眼房、晶状体和玻璃体三种透明物质，是光线进入眼内到达视网膜的通路，它们与角膜一并称为眼的屈光介质。

眼房	眼房位于角膜和晶状体之间的腔隙，被虹膜分为前房和后房。眼房水为无色透明液体，充于眼房内，主要由睫状体分泌产生，有运输营养物质和代谢产物、折光和调节眼压的作用。
晶状体	晶状体为富有弹性的透明体，形如双凸透镜，透明且富有弹性，位于虹膜及瞳孔之后、玻璃体之前，周缘由晶状体韧带连于睫状突上。当眼内睫状肌伸缩时，会牵拉韧带，使角度发生改变，晶状体变凸或变平，使人能看清远近不同的物体。但是，当晶状体缺乏营养或随着机能减退，原本透明的晶状体会变成乳白色，弹性也会降低，这就是临床上所说的"白内障"，最终会影响视力，对人的身心健康造成伤害。此外，随着年龄增长，眼内睫状肌的功能逐渐退化，晶状体弹性降低，看近处物体时，眼内睫状肌无力调节，晶状体无法变凸，物像不能准确落在视网膜上，而是落在视网膜后方，这就形成了"老花眼"。

玻璃体 ＞ 玻璃体为无色透明的胶冻状物质，充于晶状体与视网膜之间，充满眼球后4/5的空腔内，外包一层透明的玻璃体膜，主要成分为水。前面有一凹面，称为玻璃体凹，以容纳晶状体，其余部分与视网膜和睫状体相贴。玻璃体有屈光作用，还能起到支撑视网膜的作用，无再生能力。

视路

　　眼睛为什么能看到物体？物体在视网膜上成像，视网膜上的神经细胞在受到光的刺激后，产生神经冲动，通过神经系统传至大脑中的视觉中枢。这种视觉信息的传导通路称为视路，它从视网膜光感受器开始，至大脑枕叶皮质纹状区的视觉中枢为止，包括视神经、视交叉、视束、外侧膝状体、视放射和视皮质。简单来说，视路的主要功能是将视觉冲动传导至视觉中枢，从而产生视觉。

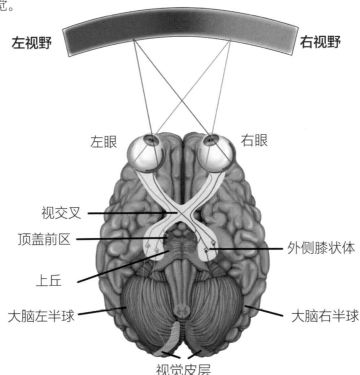

视神经 > 视神经由视网膜神经节细胞发出的神经纤维汇集而成，全长约40毫米，分为眼内段、眶内段、管内段和颅内段。

视交叉 > 视交叉由双眼视网膜鼻侧交叉纤维和双眼视网膜颞侧不交叉纤维组成。

视束 > 视束，又称视神经束、视神经根，是视神经的延续，通过视交叉与视神经相连接，并通向外侧膝状体。

外侧膝状体 > 外侧膝状体位于颅底，在大脑左右半球之间，是丘脑的组成部分，为视觉的皮质下中枢。外侧膝状体接受来自视网膜的传入纤维，发出纤维到达大脑枕叶皮质纹状区的视觉中枢。

视放射 > 视放射，又称视辐射纤维、膝距状束。视神经纤维离开外侧膝状体后，呈扇形分散形成视放射区纤维，位于外侧膝状体与大脑枕叶之间，为视路中的中枢神经元。

视皮质 > 视皮质位于大脑左右半球枕叶皮质后部内侧，每侧与双眼同侧一半的视网膜相关联，右侧的视皮质与右眼颞侧及左眼鼻侧视网膜相关联，左侧的视皮质与左眼颞侧及右眼鼻侧视网膜相关联。视神经纤维最终止于此，视觉信息在此再现。

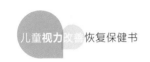

眼附属器

人类的眼睛除眼球壁和眼内容物外，还有一些附属器，它们分别是眼睑、结膜、泪器、眼外肌和眼眶。这些附属器虽然与视觉没有直接关系，但也是不可缺少的。

● 眼睑

眼睑分为上下两部分，俗称上下眼皮，上睑上界为眉毛，下睑下界与面颊部皮肤相连接，其游离缘称为睑缘。上下睑缘间的裂隙称睑裂，其内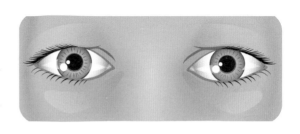外连接处分别称为内眦和外眦。眼睑不仅有保护眼球的作用，还能湿润眼球。

眼睑边缘的睫毛也有重要的作用，它与敏感的神经相连，像房屋的屋檐一样伸出，起着挡灰、遮光、防水的作用，因此可避免脏物进入眼睛。

● 结膜

结膜是一层极薄的黏膜，表面光滑，质地半透明，覆盖于眼球的表面和眼睑的后面。覆盖于眼球表面的结膜为球结膜，覆盖于眼睑后面的结膜为睑结膜，二者的连接部位分别称为结膜上穹和结膜下穹，统称结膜囊。结膜内含有丰富的血管和神经末梢，并有少量的黏液腺，能分泌黏液，湿润眼球，以减少睑结膜与角膜的摩擦。

● 泪器

泪器分为泪腺和泪道两部分，泪腺是分泌眼泪的器官，泪道是泪水排泄的通道。眼泪除表达感情外，更重要的作用是湿润眼球、清洗脏物、预防感染，还能为角膜提供氧气。如果缺少眼泪的话，眼睛就会干涩不舒服，严重的还会导致角膜溃疡。

● 眼外肌

眼外肌是附着于眼球外部的肌肉，每只眼各有6条眼外肌，按其走行方向分为直肌和斜肌。其中，直肌4条，即上直肌、下直肌、内直肌、外直肌；斜肌2条，即上斜肌和下斜肌。它们能协调运动，使眼球可以上下左右转动。在正常情况下，两只眼睛的眼外肌能非常准确地同步运动，以维持两只眼球的协调。只要有一条眼外肌出了问题，两只眼球在看东西时就会不听指挥，出现眼球运动受限、眼珠偏斜等状况。

● 眼眶

眼眶是容纳眼球等组织的类似四边锥形的骨腔，开口向前，锥尖朝后。其主要生理功能是容纳和保护眼睛，并通过血管营养眼球，支配眼球的运动神经。

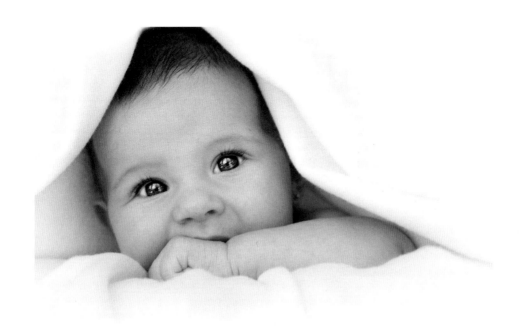

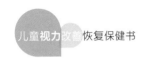

掌握视力的**小秘密**

　　眼睛是人体最重要的感觉器官之一，不仅能看近望远，还能正确辨别各种物体的形态、颜色等，从而满足人们工作、学习、生活的需要。那么，眼睛是如何实现这些功能的呢?

揭秘眼睛视物的原理

　　在人的大脑中，大约有一半的知识和记忆都是通过眼睛来获取的，赏画、看人、欣赏美景等都要通过眼睛来完成。人眼视物的过程与照相机摄影的原理是一样的，我们可以把眼睛的角膜、房水、晶状体、玻璃体等透明组织看成照相机的"组合镜头"，视网膜相当于照相机的底片。来自外界物体的光线，通过角膜射入眼睛，在"组合镜头"的折射下，形成倒立物像落在

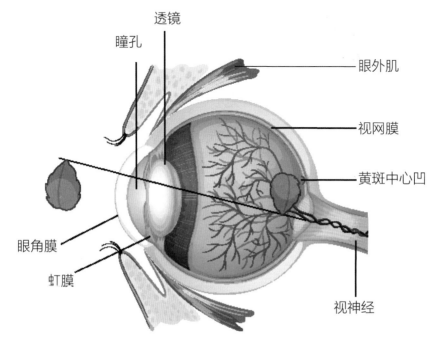

视网膜上。视网膜表面存在许多感光细胞,这些感光细胞受到刺激后会转化成神经信号,由视神经传到大脑皮层的视觉中枢,再反馈到视网膜表面,就会形成清晰的物像,这样,人的眼睛就能够看到东西了。

眼睛能看近望远的原理

眼睛既能看近又能望远,主要是因为它具有调节作用,这类似于相机变焦的原理。前面说过,我们可以把眼睛的角膜、房水、晶状体、玻璃体等透明组织看成照相机的"组合镜头",其实它们就是一个大的屈光体,当外界光线进入眼睛时,屈光体使之发生屈折,并聚焦在视网膜上。眼睛在看远处和近处的物体时,需要不同的屈光度,而眼睛中只有晶状体可以改变屈光度的大小,所以说,眼睛之所以能看远处和近处的物体,是由于晶状体在不断地改变屈光力。当人们看远处的物体时,晶状体会变薄;而当人们看近处的物体时,晶状体则会变凸,晶状体这种变薄、变凸的动作,叫作眼睛的调节。这种调节能力是通过眼内睫状肌的收缩,使晶状体发生变化来实现的,使人既能看远处的物体,也能看近处的物体。

晶状体的调节能力会随着人的年龄的变化而减弱,人成年后的晶状体逐渐变硬、失去弹性,变凸能力下降,调节能力也逐渐变弱。一般而言,人在10岁前晶状体的调节能力最强,可有14D(diopter,屈光度);到了30岁时,晶状体的调节能力有7D;而70岁时晶状体的调节能力只有0.25D。人在45岁左右时,晶状体的调节能力开始大幅下降,会出现看不清近处物体的现象,这往往是老视(俗称老花眼)的预兆。

眼睛的视觉功能与大脑密不可分

很多人认为眼睛是看物体的器官,但实际上,眼睛只是成像的器官,真正"看"物体的是大脑。我们每天收到的各类信息中,有80%来自视觉,

20%来自听觉、触觉、嗅觉和味觉。对于大脑而言，75%的工作都在处理来自眼睛的视觉信息。显而易见，眼睛和大脑有着非常密切的关系，每天我们都是用"脑"在看，用"脑"在判断外界的空间结构，物体的形状、色彩、方位及运动速度。

眼睛之所以能看见物体，是由于物体所发出的光线经角膜、晶状体的球面弯曲形成倒影投射在视网膜上，由视网膜的神经装置接收后传送到大脑，经过大脑的融合、识别、记忆、分析和判断，形成

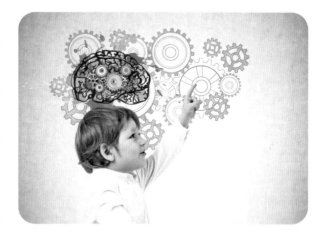

了与所见外界物体完全一样的图像，这就形成了视觉。那么为什么投射到视网膜上的是倒影，但我们实际看到的图像却是正立的呢？其实这是大脑在发挥视觉信息修正作用，它将倒立的图像变为正立的图像，这样我们看到的图像就是正立的。

在视觉形成过程中，如果大脑的指令不能传送到眼睛，或者传送延迟，就会导致视力下降；如果图像虽然能够传入大脑，但是大脑视觉中枢有问题，不能融合、识别传入的图像，无法把正确的信号传送给眼睛，眼睛依然看不见图像。因此，当视力改变时，也表示脑功能产生了变化。如果我们的身心、情绪长期受到压力，大脑左右半球之间的信息通路就会渐渐中断，大脑的工作失去协调性，进而影响到视力。例如，大脑左右半球分别控制肌肉的收缩和舒张，如果大脑左右半球之间信息不通畅，就有可能使眼肌及视力反射区的肌肉因视疲劳而发生痉挛，当其不能自如地放松时，就会出现近视、远视、斜视等。由此可见，眼睛的视觉功能与大脑密不可分。

儿童视觉发育的**规律及特点**

儿童的视觉发育是一个渐进的过程，视力的状况会随年龄的增长及眼睛的发育而变化，不同年龄段孩子的视力也会有所不同。视觉的发育从胎儿期就已经开始了，一般来说，可以将视觉发育分成以下6个阶段。

萌芽期

在孕妈妈怀孕4～5个月时，胎儿的视神经、血管、晶状体和视网膜等开始发育。当胎儿刚形成眼部构造的时候，上眼睑和下眼睑是连在一起的。到第6个月月末，胎儿的眼组织得到充分发育，上下眼睑可以分开，并可以流出少量的眼泪。若此阶段的孕妈妈缺锌，就可能导致胎儿弱视。另外，用药不当、营养不良、抽烟、酗酒或感染病毒，都可能对胎儿的眼睛造成不同程度的影响，甚至引发先天性眼疾。因此，孕妈妈在怀孕期间要保持良好的生活习惯，注意营养均衡及预防感染，可适当补充有助于改善视力的食物。

黑白期

宝宝刚出生时，他们眼里的世界并不是五颜六色的，他们眼里的世界就像黑白电视机一样，只有黑和白。虽然此时眼睛已经成形，也有了丰富的视觉活动，比如见到光会眨眼，但视觉结构、视神经尚未发育成熟，只能看到模糊的影像。此时，宝宝的双眼无法看同一个物体，到出生6周后才能开始尝试看同一个东西。出生2周后的宝宝对来自半米远的、向自身方向移动的光线，其双眼可做出向内转动的动作；出生3周后的宝宝能注视较大的物体，并分辨出颜色，其双眼可单方向追随物体移动。从出生到3个月之间，宝宝的眼球并不会注视静止的物体，而是会被某个人的面孔、明亮或运动的物体所吸引。出生3个月后，宝宝的眼球可以很平稳地跟随物体运动，也能将视线固定在某个物体上，并开始摸索眼和手的协调功能。

宝宝出生后，家长可以多与其进行近距离对视。新生宝宝喜欢注视复杂的形状、曲线和鲜明的对比色，具有这些特点的卡片可以用来促进宝宝的视觉发育。对于2~3个月的宝宝，家长可以经常给他们看移动的物体，可以手持物体让宝宝追视，当然每次训练的时间不宜超过30秒。家里可以多布置一些有色彩的图画、装饰物等。

色彩期

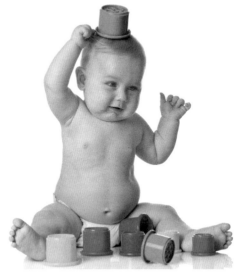

出生后4~6个月时，宝宝才能够真正用双眼同时看一个物体，获得正常的视觉。如果6个月时，宝宝的双眼仍无法同时看一个物体或出现斜视现象，就表示其眼睛有问题，需要尽快就医。4~6个月的宝宝对物体形状、颜色的感觉越来越强烈，已经能辨别基本的颜色，如红色、黄色、蓝色；也能判断距离，可以由近看远、由远看近，还能看清楚一个物体的细微之处。随着年龄的增长，宝宝的眼和手的协调能力逐渐提升，能够抓取物体；并慢慢学会双眼的集中和聚焦，能够在远近目标之间迅速和准确地转换。到9个月时，宝宝可以更好地使用双眼判断距离，能够准确地抓住和投掷物体。

在这个阶段，家长可以让宝宝多玩一些球类、图形类的玩具，帮助其发展手与眼的精细协调能力。家长还应扩大宝宝的视野范围，多带宝宝出去走走，增加户外活动，有意识地引导宝宝探索外面的世界。

立体期

1岁孩子的视力有了进一步的发展，眼与手及身体的协调更自然。在这一阶段，眼球的发育逐渐成熟，并对上、下、左、右等立体空间有了更多的认识。孩子喜欢借助眼睛引导手部活动，触摸所看到的新鲜事物，手眼协调能力快速提高。到3岁时，立体视觉的建立已经接近完成。

在这个阶段，家长需要对孩子加强安全教育，避免发生眼外伤。家长也可以陪孩子读一读色彩鲜艳的绘本故事。

空间期

在这个阶段，通过视觉，孩子能判断出物体的大小、位置、内外、距离远近等空间概念。一般到了6岁左右，孩子的视力逐渐发育至成人水平，正常视力应为1.0左右，如果没有达到正常视力，就需要查出原因。

在这个阶段，孩子的视力如果出现异常，一般会有明显的征兆，如喜欢眯眼或歪头看东西、喜欢揉眼睛等。家长要细心观察，一旦发现异常，要及时带孩子去检查。

定型期

8~9岁的孩子视力发育已经完成，可以自然而完整地看见这个千姿百态的世界，但这并不意味着孩子的视力不会发生变化，不良的用眼习惯会导致各种眼疾的发生，从而影响视力。

儿童的视力发育是比较缓慢的，其中，0~3岁是视力发育的关键时期，3~6岁是巩固和提高视力最为重要的阶段，6~12岁孩子的视觉功能仍然具有一定的可塑性。因此，家长一定要重视孩子的视力问题，并叮嘱孩子从小就要保护好眼睛。

年龄	视力发育程度
1月龄	视野窄小，上下不超过15度，左右不超过30度，眼睛只能聚焦在眼前20厘米的物体上
2月龄	视力为0.01左右，能观察到面前物体的移动，并出现反射性眨眼的动作
3月龄	视力为0.01~0.02，视野可达180度，能观察周围物体
4月龄	视力为0.02~0.05，会用手去摸眼睛所观察到的物体
6月龄	视力为0.04~0.08，会凝视物体，手与眼的配合更加协调
8月龄	视力为0.1左右，有了基本的判断物体距离的能力
1岁	视力为0.2~0.3，手眼协调能力增强，可以抓握看到的物体
2岁	视力为0.4~0.5，能够区分物体的远近
3岁	视力为0.6左右，视觉变得敏锐，眼与手的配合较好
4岁	视力为0.8左右，能够辨别简单的图案，并区分其主要差别
5~6岁	视力为1.0左右，视力接近成人

护眼小课堂

儿童视力发展规律估算法

家长可以对孩子的正常视力标准进行估算，方法很简单，用年龄乘以0.2即可。例如，2岁孩子的视力可达0.4，5岁孩子的视力可达1.0。但孩子的视力发育与身体发育一样，存在个体差异，不能硬套公式。正常情况下，不同年龄段的孩子的正常视力有一个范围：

2岁孩子正常视力为0.4以上；

3～5岁孩子正常视力为0.5～1.0；

6～7岁孩子正常视力为0.7～1.0；

7岁以上孩子正常视力为0.8～1.0。

需要注意的是，每个年龄段孩子的双眼视力相差不能超过两行。

家长可以通过以上方法简单判断孩子的视力是否在正常范围，若发现异常，应进一步进行检查，并及早治疗。

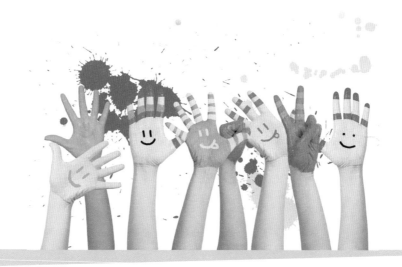

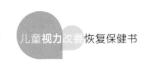
影响儿童视力发育的**因素**

随着各种电子产品的广泛应用，儿童发生眼疾和视力异常的现象越来越常见，很多家长为此操碎了心。如果孩子的视力出现异常，家长却没有及时关注，也没有积极治疗的话，很可能造成永久性的视觉障碍，势必会影响孩子的生长发育。因此，家长有必要了解影响孩子视力发育的常见因素，在日常生活中经常提醒孩子注意护眼，让他们拥有一双健康明亮的眼睛。

先天因素

先天因素是指孩子的眼睛从一出生就患有先天性眼病，常见的有先天性白内障、先天性青光眼、先天性上睑下垂等。先天性眼疾使孩子一出生就带有某种视力障碍，给他们的学习和生活带来很大的困扰，甚至影响孩子的生长发育。那么，先天性眼疾是如何形成的呢？有没有办法可以避免先天性眼疾的形成呢？

先天性眼疾的形成原因主要与遗传和妊娠期用药不当、营养不良等有关。遗传因素是父辈家族或母辈家族中的基因缺陷代代相传所引起的。妊娠期可能会影响孩子视力发育的原因主要有以下几种：

**怀孕初期
孕妈妈患病**

最常见的是妊娠期前3个月孕妈妈感染了风疹病毒，引发胎儿眼睛先天畸形，如先天性白内障、先天性青光眼、小角膜等。在胚胎早期，虽然晶状体已经形成，但眼睑和角膜都没有形成，如果晶状体直接浸泡在含有风疹病毒的羊水里，很容易导致以上眼疾。妊娠3个月以后，即使感染了风疹病毒，但由于胎儿眼睑和角膜已逐渐形成，保护了晶状体免受风疹病毒侵袭，因而引发先天性白内障的概率较低。

受化学品或药物的影响	孕妈妈要尽量避免接触某些化学品，以免致病。化学品可以导致眼睛畸形的情况有：铅、锂和镁过量可致独眼；偶氮染料（纺织品印染工艺中应用广泛的一类合成染料）可致白内障、视网膜异常；二硝基酚可致白内障；等等。 孕妈妈要谨慎服用药物，如服药不当，轻则影响胎儿发育，重则导致胎儿畸形。研究发现，以下药物可致先天性眼疾：土霉素、四环素、链霉素、氯喹、氯丙嗪、皮质激素、抗癫痫药、苯丙胺、抗叶酸药、氨甲蝶呤、沙利度胺等。
受辐射的影响	妊娠期孕妈妈受X射线辐射，可导致胎儿小眼球、无眼球；妊娠期妈妈接受超声波治疗，可致胚胎白内障。
受营养和代谢的影响	孕妈妈如果严重缺乏维生素A，可使胎儿出现夜盲症、干眼症、小角膜、眼裂缺损等；孕妈妈生活在甲状腺肿大地区，胎儿更易患先天性白内障和先天性青光眼。
受烟酒的影响	香烟中的尼古丁可使胎儿发育不良，导致先天性白内障、小角膜、眼球血管膜缺损、眼球震颤等；孕妈妈过量饮酒，可使胎儿产生酒精中毒，导致神经系统发育不良，从而造成斜视、小眼球、视神经萎缩、眼球震颤等眼疾。

不良用眼习惯

儿童青少年近视的现象日趋严重，大部分是因为不良的用眼习惯。有些孩子喜欢玩电子产品，有些孩子喜欢躺着看书，还有些孩子走路时也看

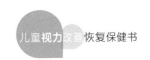

书……殊不知，这些坏习惯会给孩子的眼睛带来很大的危害。

近距离用眼

近距离用眼是最常见的儿童青少年不良用眼习惯。用眼距离过近，会使眼睛的睫状肌处于过度紧张的状态，出现痉挛现象，形成假性近视，久而久之，眼球前后径变长，形成真性近视。长时间近距离用眼是儿童青少年近视的主要原因。

连续长时间用眼

孩子学业负担过重，经常连续看书学习几个小时不休息，这样连续长时间用眼会使眼睛负担过重，眼内肌持续紧张，血液循环不良，眼压增高，造成睫状肌痉挛，逐渐导致近视。

走路、坐车时看书

走路时身体会晃动，乘车时也有颠簸，如果走路、坐车时看书，书本与眼睛的距离会不断发生变化，想看清书上的字体，就得把书本靠近眼睛，眼内肌持续紧张，很容易引起视疲劳和眼内肌痉挛，久而久之，则容易形成近视。

长时间使用电子产品

据报道，60%～90%的电脑使用者会产生视疲劳，他们长期看电脑，会出现眼部不适、视线模糊、头晕头痛、无法继续眼作业等症状。随着电子产品的普及，因阅读载体改变而使视觉功能远超负荷的问题越来越突出。很多成年人已经有明显的视疲劳现象，对于处于生长发育期的孩子而言，这方面的不良影响更为严重。

为什么看电子屏幕会导致视疲劳

- 屏幕是一个自发光体，且对比强烈，看着屏幕就像看着一个发光的灯泡，刺激性较强。

- 手机或电脑屏幕上的画面通常是不断更新、变动的，画面更新频率越快，眼睛越容易感到疲劳和不适。

- 电脑屏幕是由许多个光点组成的，屏幕上显示的文字边缘较粗糙模糊，眼睛需要花更多的精力来对焦。手机也是如此，手机上的字较小，也需要多花眼力才能看清。

- 屏幕镜面较容易反射外界的其他光源，产生刺眼的眩光，使眼睛感到不适。

- 电脑、智能手机等电子产品屏幕使用的是 LED 背光灯，这些灯发出的蓝光会给眼睛造成严重的伤害。蓝光是一种短波高能的可视光，有一种说法是，LED 背光灯屏幕的光能直射到眼睛深处的视网膜上，给眼睛带来较重的负担。与在日光灯下看书相比，这类屏幕的背光灯对眼睛和大脑的刺激更加强烈。

- 视疲劳会导致假性近视，假性近视若治疗不及时，最终会发展为不可逆的真性近视。

在强光或日光下看书、写字

长期在强光下看书、写字，眼内肌过度调节，会导致近视的发生和发展，强光会对视网膜，尤其是黄斑区造成损害，使视敏度下降，甚至引起永久性视力减退。长期在强烈的日光下看书、写字，强烈的紫外线辐射还容易损害角膜和晶状体。

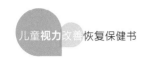

不良生活习惯

很多家长认为，孩子视力不好是因为电子产品看多了，其实，长时间使用电子产品只是导致孩子视力下降的其中一个因素。殊不知，日常生活中的一些容易被忽略的小习惯也会伤害孩子的视力。

睡眠不足

众所周知，睡眠不足会影响孩子的生长发育。其实，如果孩子经常睡眠不足，还会引起视力问题，导致自主神经功能紊乱，眼功能调节出现问题，从而对孩子的视力造成不同程度的影响。

坐姿不正确

有关调查表明，儿童青少年近视的最主要原因有三个，除了看电视、玩手机之外，还有一个主要原因是趴在桌子上写作业。有的孩子长期保持不正确的坐姿，这对眼睛的伤害是非常大的。特别是对于那些经常坐着的孩子来说，一旦坐姿不对，很有可能出现视力问题。

不良的饮食习惯

饮食和孩子的视力也密切相关。0～6岁是孩子生长发育的关键时期，眼球的发育需要均衡的营养，需要补充各种营养物质。如果孩子有挑食、偏食的坏习惯，导致营养不均衡，就会影响生长发育，也会影响眼睛的发育，从而影响视觉功能。孩子平时适量摄取维生素A或胡萝卜素，可以避免眼睛干涩，也可以预防夜盲症及干眼症。富含维生素A的食物有花椰菜、胡萝卜、杧果等。B族维生素是视力保健不可或缺的成分，可从动物肝脏、乳制品、瘦肉、绿叶蔬菜、豆类、糙米等中摄取。

此外，很多孩子都喜欢吃甜食，但是摄入甜食过多会导致近视的发生和发展。因为甜食摄入过多会消耗大量B族维生素，影响视网膜正常代谢，还会减少血钙含量，影响眼球壁发育，以及改变晶状体的渗透压，对视觉功能的影响较大。如果孩子爱吃甜食，家长一定要适当控制。

不良环境影响

孩子如果长期处于不良的生活环境中，也会对眼睛造成伤害。有研究表明，噪声在刺激人体听觉系统的同时，也会作用于人体大脑的中枢神经，长期处于噪声环境中，会同时对听力和视力造成不良影响，导致视觉功能下降。随着噪声持续加大，眼睛对光亮度的敏感性会降低，视物的清晰度及稳定性也会变差，还会使色觉、视野出现异常。当然，偶尔的噪声并不会对眼睛和视力造成影响，但是噪声导致的异常症状通常是缓慢进展的，初期不易被察觉，这一点家长需要特别注意。

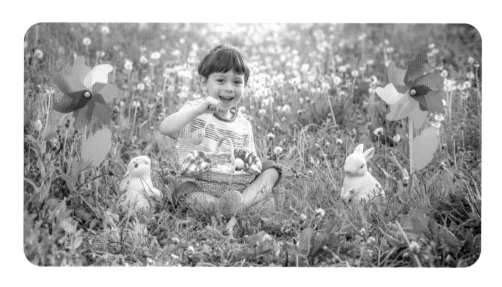

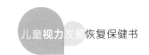

吸二手烟也会危害视力健康。二手烟亦称被动吸烟、环境烟草烟雾，内含超过4000种化学物质，包括至少200种已知的有害物质、50种已知的致癌物质。儿童正处于生长发育期，对烟雾中的有害物质更为敏感，因此二手烟对儿童的影响也更大。

研究发现，吸烟产生的尼古丁、一氧化碳、二氧化碳和一氧化氮等有害物质进入人体后，会引起长期的血管收缩，从而改变脉络膜血液循环，脉络膜血管内皮细胞会出现损伤，使得脉络膜血流量减少，进而导致巩膜缺血、眼轴增长，最终导致孩子近视，或加快孩子近视发展的速度。

除了近视，二手烟还会增加患眼表疾病的风险。长期处在二手烟的环境中，其有害物质附着在结膜上，刺激结膜中的血管扩张，导致结膜炎的发生；二手烟中的有害物质还会刺激眼睑，导致泪液分泌不足或者蒸发太快，从而引起干眼症等。

此外，烟草中还含有一种毒性较强的氰化物，若在人体内积累到一定程度，可造成中毒性弱视。

家长不要总以为孩子视力不好只是因为没有形成良好的坐姿，应该为孩子营造一个良好的用眼环境，和孩子一起呵护眼睛、保护视力。

影响孩子视力的因素还有许多，如用眼过度、心理压力过大、用药过度、眼外伤、出现视力不良后未及时治疗等。因此，家长在日常生活中一定要细心观察，一旦发现孩子的眼睛有异常，要及时检查，正确治疗，让孩子拥有一双明亮的眼睛。

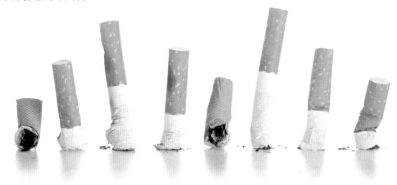

0~6岁是培养孩子好视力的**关键时期**

　　6岁之前是孩子视力发育的关键时期，若此期间视力未正常发育，长大后将难以弥补。因此，从孩子出生起家长就要注意保护好他的眼睛，预防各类眼疾。

孩子一出生就要做好眼睛保健

　　前文我们谈到，孩子还在妈妈肚子里的时候，眼睛就在发育，因此，孕妈妈一定要注意保证胎儿的正常发育，为胎儿的眼睛发育提供必要的营养素。孕早期要注意防范风疹、麻疹、腮腺炎等病毒，要禁烟酒，避免接触放射性辐射、有毒化学品等，把好孩子视力的第一道关口。

　　终于等到了宝宝出生，当宝宝带着健康的眼睛来探索这个神秘的世界时，家长一定要帮宝宝做好婴儿期的眼睛保健。

● 防止强光照射

　　新生儿出生时，眼睛只有光感，即仅能看到光亮或者只能模糊地看见很大的东西。此时，宝宝的眼睛最怕强光照射。宝宝出生后，很多家长希望给宝宝留下珍贵的影像资料，因此刚一出产房就为宝宝拍下第一张照片，满月、百天、周岁时，更是拍了无数张照片，但是家长要注意，给8个月内的婴儿拍照，要用自然光，一定不要用闪光灯，因为婴儿的眼球承受不了闪光灯的强光刺激。1岁之前，婴儿眼球视网膜的黄斑区十分娇嫩，出生后8个月内还在不断生长发育，闪光灯的强光刺激会对视网膜造成冲击，破坏视网膜神经细胞，尤其是在1米之内，会对婴儿的眼球造成十分严重的伤害。

此外，有的家长把孩子抱到室外晒太阳，喜欢让孩子的脸面对太阳，强烈的太阳光会刺激孩子的眼睛，从而影响其视力发育。带孩子去晒太阳是有益的，但不应让太阳直射孩子的眼睛，正确的做法应该是背对太阳，让孩子的后脑、背、胳膊、腿接受阳光照射。

● 房间的光线既不能太强，也不能太暗

有的家长把孩子房间的灯调得很亮，或者在孩子的小床上挂光线较强的灯，明晃晃的灯光直射在孩子的眼睛上，容易伤害他们敏感的视网膜。此外，有些新手妈妈在月子里担心吹风受凉，就将房间的门窗紧闭，窗帘也拉得严严实实的，房间内光线很暗，这也不利于孩子的视力发育，因为孩子刚出生时只是有了眼睛的形态，视觉功能是在出生后逐渐发育成熟的。新生儿的眼睛只有光感，视力不到0.01，6个月后升为0.06，3岁时达到0.6左右，6岁

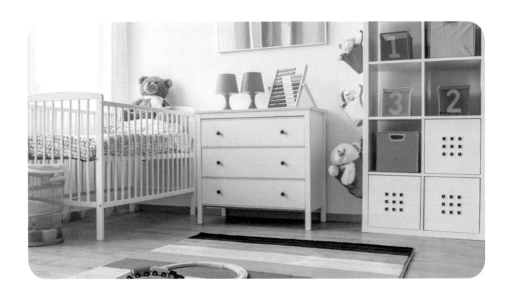

时达到1.0。在这个发育过程中，眼睛需要光明的启动，视细胞需要光线的刺激。如果孩子所处的房间比较昏暗，缺乏光线的刺激，那么孩子的视细胞就难以正常发育，最终影响视力发育。因此，孩子房间的光线既不能太强，也不能太暗。

● 注意眼睛卫生

孩子刚出生时，身体非常娇嫩，如果不注意卫生，眼睛很容易受到感染。每天要用专用的小纱巾给孩子洗脸，不要把水弄到孩子的眼睛里。孩子困倦时的表现是打哈欠，喜欢用小手揉眼睛，因此孩子的小手要经常擦洗。带孩子外出时，注意用帽子和纱巾遮盖其脸与眼睛，防止风沙吹进眼睛。

低龄儿童减少近距离用眼，每天保持 2 小时以上户外活动时间

日常生活中，建议低龄儿童尽量以家长读绘本的形式进行阅读，减少近距离用眼时长，同时禁用手机、电脑等电子产品，保证每天户外活动时间不少于2小时。这里需要特别强调的是，2小时的户外活动并不是要进行2小时的运动，只要孩子在户外待够2小时即可，哪怕只是坐着玩玩具。

户外活动对孩子的眼睛发育十分有益。一是太阳光可促使人体分泌更多的多巴胺，多巴胺可以抑制眼轴增长，预防和控制近视；二是户外的光照强度高，使瞳孔缩小，可增加视物清晰度；三是进行户外活动时，更多的时间在看向远处，既减少了近距离用眼，户外广阔的视野又使得眼部得到放松，可以有效缓解用眼压力带来的视疲劳。

此外，家长应避免让低龄儿童玩尖锐物品，避免接触强酸、强碱等洗涤剂；教育和督促其经常洗手，不揉眼睛；不带患传染性眼疾的低龄儿童到人群聚集场所活动。

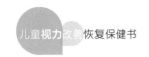
孩子的视力发育具有可塑性，要定期做视力筛查

0～6岁是孩子视力发育的敏感期和关键期，在这个阶段，各级视功能逐步形成和成熟，视觉系统有相当强的可塑性，对治疗的反应也极其敏感。例如，因先天性白内障、上睑下垂、倒睫毛、角膜混浊等造成视力低下的孩子，如果早期积极进行治疗，眼睛有接受光刺激的机会，视细胞也可能发育良好。但如果过了敏感期和关键期再治疗，视细胞失去了发育的机会，再想恢复视力就很难了。同理，患了近视、远视或散光的孩子，如果得到及时治疗，大多数都能重获良好视力；但如果延迟到12岁以后再治疗，错过了最佳时机，治疗效果就会变得很差。

如果儿童瞳孔检查、眼位检查和屈光筛查异常，则可能是先天性白内障、斜视、远视、散光、屈光参差等。这些都会造成儿童视力发育停滞，引起弱视。弱视主要表现为视力差，戴眼镜矫正不能立刻提高视力。不过，大部分弱视都有治愈的机会，年龄越小治疗效果越好，6岁以前治疗效果更佳。然而，一旦错过儿童视力发育的可塑期，就会造成终生的视力缺陷。

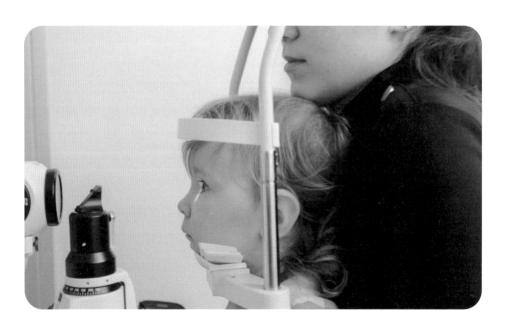

因此，家长一定要抓住孩子视力改善的关键时期，多关注孩子的眼睛健康和视力状况，定期带孩子进行眼睛保健和视力检查，重点关注弱视、斜视和屈光不正的筛查与治疗，一旦发现孩子存在看远处物体模糊、眯眼、频繁揉眼等异常情况，就要带其到正规医疗机构进行医学验光，并遵医嘱正确矫正。一般来说，在孩子1月龄、2月龄、6月龄、1岁、2~6岁时，家长都应带孩子到医院进行眼健康检查，为孩子建立眼健康发育档案，及时关注孩子的视力发育情况，为孩子拥有正常的视力保驾护航。

此外，由于孩子年龄较小，无法表达自己有何不适，家长一定要细心观察孩子的眼睛发育情况。可以通过孩子日常的行为来判断，如眯眼、偏头、感官迟钝，这些都可能提示视力发育异常，要及时带孩子进行检查。

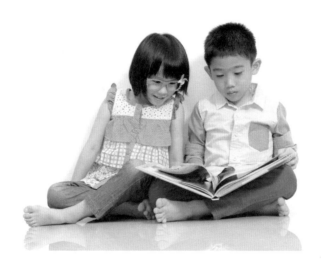

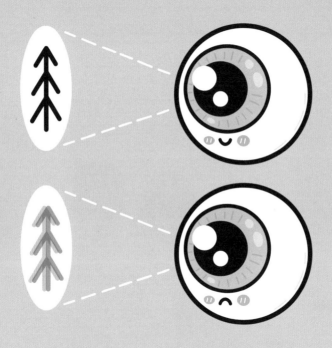

第2章

关注 •──→
生病的眼睛

　　说起儿童眼疾，相信大家并不陌生，小儿斜视、小儿弱视、屈光不正、先天性白内障等儿童眼疾越来越常见。儿童期是孩子视力发育的敏感期和关键期，此阶段孩子的视觉系统具有相当强的可塑性。家长一旦发现孩子的视力异常，务必及时带其去检查并正确治疗，以免造成终生遗憾。

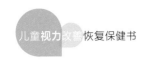

先天性眼疾

先天性眼疾是由先天遗传、先天发育不良等导致的先天性眼部异常，常见的有先天性白内障、先天性青光眼、早产儿视网膜病变等。

先天性白内障

先天性白内障是比较常见的儿童眼疾，是造成儿童失明和弱视的重要原因之一，指出生后即存在或出生后一年内逐渐由先天遗传或发育障碍导致的白内障。因白内障的阻碍，孩子的视力无法正常形成，若不能及时发现、及时治疗，就可能造成永久性的视力损伤。

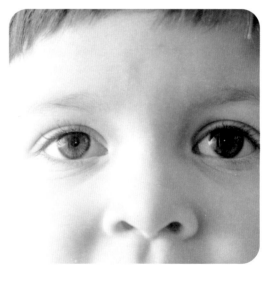

孩子患先天性白内障，一般不会出现不适感，尤其是年龄小的孩子，不会表达，如果家长不细心观察，就很容易忽视孩子眼睛的问题。因此，家长一定要仔细观察孩子的一举一动，如果发现孩子出生时眼球偏小或双眼大小不对称，婴儿期眼球无法自主转动，眼睛里有白白的块状东西，又或者孩子视力明显较弱、动作不协调，和同龄儿童相比不爱活动等，就需要及时带孩子到医院检查。

先天性青光眼

先天性青光眼主要是指胚胎时期发育障碍导致的房角结构先天异常，阻塞了房水排出通道，导致眼压升高，整个眼球不断增大，属于神经性损害疾病。先天性青光眼的主要临床表现有不愿意睁眼、畏光、流泪、眼睑痉挛、瞳孔轻度扩大、眼压升高、眼球扩大等。

有些孩子的黑眼珠异常明亮，水汪汪的，特别是和同龄孩子相比，眼睛明显大，但这可不一定是好事，有可能是先天性青光眼。患有先天性青光眼的宝宝，因长期的高眼压刺激眼球，角膜增大水肿，眼球会异常大，易造成"大眼睛"假象，家长可能会被这个假象所蒙骗，从而延误治疗。当然，除了眼球异常大外，孩子还会出现怕光、流泪、喜揉眼等症状。因此，家长如果发现孩子出现上述异常，应尽早到医院进行检查。虽然先天性青光眼完全治愈的可能性比较小，但是通过采取一些治疗手段，能够明显地控制住眼压，从而避免眼压继续升高导致视网膜脱落，进而引发失明。

早产儿视网膜病变

早产儿视网膜病变为早产儿视网膜发育不成熟的表现，多发生于早产儿或低体重儿。患儿出生时眼底视网膜血管没有发育成熟，出生以后因血氧浓度发生变化，未完全血管化的视网膜会因血管收缩、血管组织异常增生而引起病变。越早出生的孩子出现这种眼病的概率越大。

一般来说，视网膜血管的发育从怀孕16周开始，一直到40周才发育完全。因此，怀孕周数小于32周或体重小于2千克的早产儿，因视网膜血管尚未发育完全，很容易形成病变。所以，临床要求出生时体重小于2千克或孕周小于32周的早产儿和低体重儿，要在出生后4~6周进行眼底检查。

新生儿泪囊炎

新生儿泪囊炎多由新生儿鼻泪管下端开口处的胚胎瓣膜未破，或开口处被上皮碎屑堵塞，导致鼻泪管堵塞，使泪囊中的泪液及细菌滞留，引起继发性的细菌感染所引发。

通常，刚出生的婴儿即使哭也几乎没有眼泪，如果刚出生的婴儿眼睛里有泪、有眼屎，家长就需要引起注意，仔细观察是否有以下症状：

- 闭着眼睛时，眼角有很多黏稠的、黄色的分泌物；
- 眼睛鼓鼓的，并且有红肿现象。

如果家长发现婴儿有以上症状，需尽快就医。

先天性上睑下垂

正常情况下，上睑缘遮盖角膜上缘不能超过2毫米，大于2毫米则为上睑下垂。先天性上睑下垂多是由上睑提肌发育薄弱、残缺或其支配神经及神经核先天发育不全导致的上眼睑部分或完全性下垂。

先天性上睑下垂表现为出生后睁眼困难，上睑不同程度地遮盖角膜或瞳孔，有的合并斜视和屈光不正，严重的可能会导致弱视。如果是单眼上睑下垂，常表现为歪头、抬头视物等，时间长了会导致颈部肌肉和骨骼发育异常、颜面不对称等，影响视功能发育和美观。家长一旦发现孩子有以上表现，应尽早带其就医。

护眼小课堂

家长如何帮孩子做眼部检查

由于婴儿不会表达，家长通过外观也难以发现其视力异常，特别是在一只眼睛已出现视功能损伤，但另一只眼睛正常的情况下。一旦错过了最佳治疗时间，很可能导致孩子的视觉功能受损，甚至失明。下面为大家推荐一套简单的为孩子检查眼睛的方法，可以帮助家长初步进行判断。

方法一：观察眼睛外形

家长仔细观察孩子的眼睛大小是否基本相当，两眼是不是对称的，睁眼、闭眼时是否正常，两瞳孔大小是否相同，眼球黑白是否分明且明亮，有没有眼红、眼睛分泌物过多等现象。如果大小眼特别严重，可能是神经系统发育不完全，或者先天性眼睑下垂；眼睛不对称，可能是斜视；睁眼、闭眼都不正常，可能存在眼外肌功能不健全等问题；眼红、眼睛分泌物多，则可能是患上了感染性眼疾。

方法二：借助手电筒检查

家长将普通的手电筒放在宝宝前方约30厘米处，照其鼻根部。在正常情况下，宝宝双眼的瞳孔中心各有一个对称的反光点。如果只有一只眼的反光点在中心，则提示宝宝可能有斜视了；如果反光不明显或是白色的，则提示宝宝的眼睛可能有异常，如先天性白内障或其他视网膜疾病。需要注意的是，检查时灯光不能太强，照射时间也不宜太久，一般几秒钟即可，这样就不会对孩子的眼睛造成伤害。

方法三：追随运动

家长拿着玩具在孩子眼前慢慢移动。正常情况下，宝宝的目光会追随着玩具移动。如果没有反应，表示孩子的眼睛或大脑功能可能存在异常。

方法四：遮挡游戏

家长用手或其他物品交替遮挡孩子的左右眼。如果挡住一只眼睛后，孩子出现烦躁不安、抵触等表现，说明未被挡住的另一只眼睛可能出现了问题。

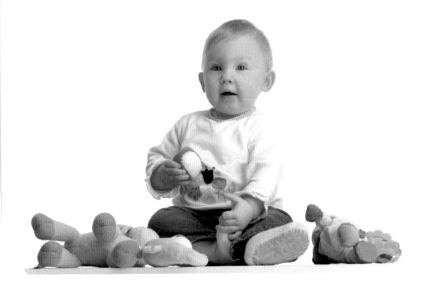

斜视

斜视就是我们常说的斜眼，是指眼外肌协调运动失常，导致双眼不能同时注视同一个物体。其病因有先天因素，也有后天因素。

眼睛为什么会斜视

我们的双眼是由12条眼外肌来控制的，它们使双眼保持在一个正常的位置，两眼球还能同时灵活地上下左右转动。当眼球运动系统处于平衡状态，各眼肌肌力强弱相当时，两个眼球能够不偏斜，保持在正常位置，眼睛运动时双眼还能同时注视同一目标、向同一方向转动，使运动保持平衡，这是正位眼。正位眼看到的两个物像，能在大脑里融合为一个像，从而达到双眼单视的效果。如果各条眼肌肌力强弱不平衡，或控制眼肌运动的某神经受阻，使眼肌运动失去了平衡，两眼不能同时注视同一目标，就会出现一眼注视目标、另一眼偏离目标向一侧注视的现象，这就是斜视。

因为眼位不正，斜视眼的患者在注意一个物体时，此物体的影像不是和正常眼一样落在黄斑中心凹上，而是落在视网膜中心凹以外的位置，这就导致视物时会出现复视情形。所以，斜视眼不能双眼单视，看东西不是一个像，而是两个像，这是眼位不正的表现。

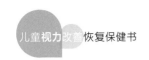

斜视的类型

斜视根据偏斜方向可分为外斜视、内斜视和垂直斜视等。

● 外斜视

外斜视是指眼位向外偏斜，一般可分为间歇性外斜视与持续性外斜视。间歇性外斜视因患者具有较好的融像能力，眼位大部分的时间可由融像能力维持在正常位置，只有偶尔在阳光下或疲乏不经心的时候，才表现出外斜的眼位。有些儿童为了避免外斜眼位引起的复视，在太阳光线比较强烈的情况下通常会闭上一只眼睛。间歇性外斜视常会发展成持续性外斜视，由偶尔出现外斜视变成终日持续的外斜视。

● 内斜视

内斜视俗称斗鸡眼，指眼位向内偏斜，即黑眼球向鼻侧眼角偏斜或眼球向内转动时，只能看见白眼球，而黑眼球藏进内眼角里了。内斜视常发生在2～3岁孩子身上，通常伴有中高度远视，临床上可分为先天性内斜视与后天性内斜视。在宝宝出生至半岁以内发生的内斜视常称为先天性内斜视，偏斜角度通常很大。后天性内斜视又分为调节性与非调节性两种，调节性内斜视常发生在2～3岁孩子身上，通常伴有中高度远视；非调节性内斜视则和调节力与屈光状态无关。

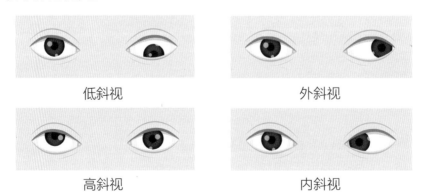

低斜视

外斜视

高斜视

内斜视

● 垂直斜视

垂直斜视是指眼位向上或向下偏斜，看起来一眼高、一眼低。这种类型的斜视一般较少见，上下斜视常常伴有头部歪斜，有"翻白眼"的情形。

斜视的危害

有些家长认为，孩子的眼睛有点儿斜视，只是外观难看一些，不影响生活，也算不上什么大事，而且孩子年纪小，也不太愿意配合治疗，等长大了再说。这种观点是非常错误的。前面我们讲到，孩子视力发育的关键时期是6岁前，因此一旦发现孩子斜视眼，一定要及时治疗，若过了视力发育的关键时期，斜视的治疗效果就会明显变差。此外，斜视并非只是影响孩子的外观，还会影响孩子的视力发育、骨骼发育等。

影响外观	正常人看事物是双眼盯着同一个物体，而斜视患者是一只眼盯住目标，另一只眼偏离目标，外表看上去十分不自然。
立体视觉变差	立体视觉需要双眼同时注视同一个物体，而斜视患者不能精确地判定空间物体的位置和距离，所以看东西时缺少立体感。
产生视疲劳	斜视患者如果用眼时间过长，与正常人相比就会更容易出现视疲劳、眼睛不舒服、眼睛发胀等症状，还会特别劳累，出现头昏脑胀等现象。

影响骨骼发育 ＞ 斜视常表现为喜欢歪着头看东西或者总是朝一个方向偏斜，有时还伴随着翻白眼，时间久了也会影响斜视患者脊柱的发育，甚至会致使全身骨骼发育异常，导致异常头位或面部发育不对称。

造成弱视 ＞ 斜视患者如果是单眼性斜视，即只有一只眼睛斜视，那么双眼立体视觉功能发育就会受损，导致斜视眼的最佳矫正视力下降。如果这种情况没有得到及时矫正，就会引起弱视。

斜视的常见表现

斜视对孩子的外观、视力发育、骨骼发育等都有影响，对孩子的心理也会造成影响，一旦孩子的眼睛有斜视情况出现，家长一定要重视，及时带孩子去医院检查和治疗。有些家长可能会问，孩子这么小，我怎么判断他是不是斜视呢？其实孩子的眼睛出现斜视，在日常生活中会有一些表现，家长只需要细心观察，就能做出初步判断。

- 经常过度揉眼睛；
- 看东西时总喜欢闭上一只眼睛，或歪头，或转动头部；
- 眨眼的次数很频繁，常常被小东西绊倒；
- 看东西时离物体很近，不能看清近处或远处的物体；
- 总抱怨看不清东西或看东西有重影（复视），看近的东西时想吐；
- 两个眼珠的位置不对称。

弱视

弱视是指单眼或双眼最佳矫正视力低于相应年龄正常儿童的视力，且眼部检查没有器质性病变，是在视力发育期内，由于单眼斜视、屈光参差、高度屈光不正以及形觉剥夺等异常视觉经验所引起的。弱视是一种严重危害儿童视功能的眼疾，如治疗不及时可引起弱视加重，甚至失明。

弱视的类型及病因

引起弱视的原因有多种，临床上根据其病因的不同，可分为形觉剥夺性弱视、屈光不正性弱视、屈光参差性弱视、斜视性弱视和先天性弱视。

● 形觉剥夺性弱视

有些孩子由于先天或后天的因素，外界光线的刺激不够或被阻断，妨碍了黄斑区接受形觉刺激，导致视力发育异常或低下，从而形成形觉剥夺性弱视。例如，先天性白内障患儿和先天性角膜混浊患儿，瞳孔被遮盖，眼睛没有光线刺激，视细胞就很难得到发育。再如，孩子上睑下垂，上眼皮盖住部分瞳孔，使光线不能全部进入眼内，妨碍了黄斑区接受形觉刺激，影响了视细胞的发育。在这些情况下，视网膜的功能和发育受到阻碍，便形成了弱视。

还有一种形觉剥夺性弱视，是由于遮盖不当产生的。3岁以下儿童在治疗单眼弱视时，要遮盖健眼，如果遮盖时间太长，没有及时检查，就会导致健眼也发生弱视。这种弱视若能及时发现，马上打开遮盖，视力是可以恢复的。此外，对于孩子的单眼眼疾，如眼外伤、眼手术后，单眼包扎时间过长，这种长期治疗性包扎也可能导致弱视。

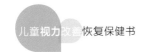

● 屈光不正性弱视

孩子出现视觉不良后，如果没有进行早期检查，也没有做视力矫正，导致外界物体不能在视网膜上形成清晰的图像，由视网膜向大脑传入的图像质量就会下降，久而久之，便会引起屈光不正性弱视。这类儿童就算之后进行配镜矫正，也很难将双眼视力矫正到1.0，基本在0.9以下。

一般来说，当小儿裸眼视力下降，近视度数大于600度、远视度数大于300度、散光度数大于200度时，应及时配镜，这样，视力或许可以逐渐得到改善。如果家长疏忽了，没有在视力发育的关键期给孩子配镜，就会造成屈光不正性弱视。这种弱视一般是双眼弱视，孩子此后将生活在一个朦胧的世界里。

● 屈光参差性弱视

屈光参差一般是指两眼的屈光度相差大于250度，即双眼屈光状态不一致的现象。正常情况下，双眼分别看到的两个图像差别不大，传入大脑后，大脑才可能把它们融合成一个图像，即双眼单视，人们才能舒服地看到清晰的图像。如果两眼屈光度相差太大，两眼看东西时产生的图像也就存在很大差别，一个清晰，另一个模糊，或一个大，另一个小，大脑无法将两个差别太大的图像融合成一个实像，这样看东西就非常不舒服。为了保证看东西清晰，去除视觉干扰，大脑就会向眼睛发出指令：只让清晰眼工作，模糊眼不工作。这样，长期处在大脑选择性压抑状态下的模糊眼，就得不到良好的视刺激机会，视细胞功能越来越低下，最终形成弱视。

● 斜视性弱视

当存在单眼斜视时，斜眼的视轴偏向一侧，双眼看同一物体时产生的两个图像（复视）在传入视网膜后就不在对应点上，也不能融合为一个像，于是一个物体成了两个物像。大脑会选择性地排斥斜视眼工作，斜视眼因长期被压制，视觉能力自然下降，从而导致弱视。

● 先天性弱视

由于遗传，孩子因视网膜发育不良导致先天性弱视。先天性弱视患儿眼底基本没有明显异常，治疗效果有限。如先天性眼球震颤弱视，是因眼球震颤使视中心不能注视，而无法看清东西的视功能障碍；在分娩过程中，婴儿视网膜和视路发生小出血，损害了视网膜细胞，使黄斑中心凹发育不良，也会影响视功能的正常发育，导致弱视。

弱视的常见表现

- 弱视最突出的表现是视力下降，不单是指裸眼视力下降，儿童经散瞳验光后，戴上眼镜的视力也低于0.9。轻度弱视的视力（包括恢复视力）为0.6～0.8；中度弱视的视力为0.2～0.5；重度弱视的视力等于或低于0.1。

- 读书识字时存在"分开困难"，即看单个字时识别能力尚可，但是看同样大小成行成排比较"拥挤"的字时，难以分开，读起来比较吃力。

- 对物体的远近、凸凹、深浅、粗细缺乏空间感和立体感。阅读时易串行，写字时常出现重叠、不整齐、不成行等现象，做精细的手工时感到困难。走路时表现为深一脚浅一脚，容易摔跤，容易撞碰树木、桌椅。

- 有斜视倾向，因为单眼弱视容易引起斜视。

- 对物体大小、明暗、形态的辨别迟钝；从看远到看近时，眼睛的扫视运动和跟随运动比较慢；阅读速度比正常孩子要慢很多。

屈光不正

一般来说，当眼睛在调节放松的状态下，5米远的物体发出的平行光线入眼，通过屈光系统后，聚焦于视网膜上，屈光度为零，即屈光正常，这种状态称为正视状态。如果外界的平行光线通过眼的屈光系统后，不能在视网膜上形成清晰的物像，而是在视网膜前方或后方成像，则为屈光不正。临床上把屈光不正分为近视、远视和散光三种情况。

随着电子产品的普及，患屈光不正的人数越来越多，尤其是儿童的发病率逐渐升高，且发病年龄逐渐减小。其中，屈光不正最为常见的症状就是近视。

近视

近视是指在眼调节放松的状态下，平行光线经眼屈光系统屈折后，成像在视网膜前面，使远距离物体不能清晰地在视网膜上成像。近视时看远处模糊，看近处清晰。

近视患者由于眼轴（眼球的前后径长度）过长或屈光力较强等因素，导致远处光线进入眼内后，不能聚焦在视网膜上，视网膜上形成的是一个模糊的图像，而不是清晰的图像。近视患者需要把物体前移，或者借助于近视眼镜，把焦点"后移"到视网膜上，才能看清远处物体。

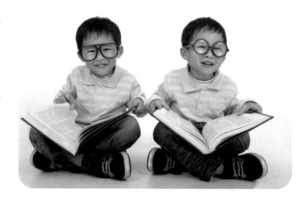

护眼小课堂

按近视程度划分近视眼类型：

轻度近视：小于300度

中度近视：300～600度

高度近视：大于600度

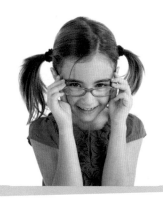

● 近视的发病原因

近视的发病原因有很多，主要是环境因素和遗传因素。

环境因素

长期近距离用眼者的近视发生率较高，这也是我国儿童近视高发的主要原因。再加上环境照明不佳、阅读字迹过小或模糊不清、持续阅读时间过长、缺乏户外活动、用眼姿势不正确等因素，更加促使近视的发生与发展。

每天连续几小时看书、看电视、看手机等长时间近距离用眼的行为，会造成眼睛负担过重，眼肌得不到休息，长时间处于紧张状态，久而久之，眼睛在看向远处时，负责调节焦点的肌肉得不到放松，就可能出现痉挛的现象，也就出现了"假性近视"。假性近视如果得不到及时治疗，就会演变为真性近视。

遗传因素

虽然近视并不是遗传病，但是具有一定的遗传因素。大量调查表明，如果父母双方或有一方近视，孩子发生近视的可能性会增大。如果父母有一方近视，那么孩子近视的发生率在不受干预的情况下大约为24%；如果父母双方都是高度近视，那么孩子近视的发生率在不受干预的情况下是90%左右。

如果父母都是高度近视，建议在孩子6个月的时候进行屈光筛查，并且每半年复查一次，对孩子的视力进行定期监测，并根据眼科医生的建议进行近视防控。

此外，有研究表明，微量元素缺乏、营养成分失调以及大气污染都可能是近视的诱发因素。近年来，随着电子产品的普及，长期近距离看电子屏幕也会导致近视的发生与发展。

● 近视的征兆

很多家长认为，视力减退是悄悄发生的，等到孩子视物模糊时已不可逆。其实，在视力减退之前，近视的发生是有先兆的。如果孩子出现以下情况，家长应引起重视，并及时做好预防和治疗。

看电视越来越近

如果孩子看电视的时候，总是往电视机前凑，家长应该提高警惕孩子是否患近视。孩子往电视机前凑，是为了让电视画面在视网膜上成像清楚，说明孩子的眼睛可能存在近视或其他问题。

喜欢眯着眼睛看东西

孩子看电视、看书或看远处物体的时候，如果看不清楚，就会下意识地眯起眼睛。当孩子眯起眼睛时，往往看东西就清楚了。这是为什么呢？

因为眯起眼睛时，睑裂变小，可能会遮挡部分瞳孔，发挥类似于小孔的作用，从而提高物像的清晰度，视力得到轻度改善。此外，眯眼睛时眼睑会对眼球造成一定的压力，暂时改变角膜的屈光度，也会引起暂时性的轻度视力好转。但这样的视力提高是暂时的，提高的程度也非常有限，如果长期眯着眼睛看东西，很容易导致眼睛睫状肌痉挛收缩，可能会加重视疲劳，导致近视进一步发展。因此，家长一旦发现孩子看远物时眯眼睛，建议及时带其到医院眼科门诊进行检查。

喜欢揉眼睛

如果孩子经常揉眼睛，家长也要引起重视，因为这可能是孩子近视了。一般来说，孩子自出生起，双眼视力能得到同步发育，双眼视力发育正常的孩子的视力都比较好。但也有一部分孩子可能存在一只眼睛视力好、另一只眼睛视力差的情况，这就是我们常说的屈光参差。如果两只眼睛存在屈光参差，在看书写字、看电视时，因为一只眼睛看得清，另一只眼睛看不清，所以两只眼睛就会"打架"，这时孩子就会下意识地用手去揉那只视力不好的眼睛。家长千万不要误以为孩子揉眼睛是因为看东西看累了，其实是孩子的视力下降了。

阅读时出现重影

有些孩子在阅读时会出现字迹重影或串行，抬头看面前的物体有若即若离、浮动不稳的感觉。有些孩子在长时间远望后再看近物，或长时间看近物后再看远物时，会出现短暂的视物模糊不清现象。这些都是眼睛睫状肌调节失灵的表现，即视疲劳。随着视疲劳的加重，近视离孩子也越来越近。

看不清黑板，对学习提不起兴趣

如果孩子抱怨教室光线太暗，看不清黑板等，可能是他的视力出现问题了。因视疲劳给身体带来一些不适，一些原本成绩好的学生有可能会产生厌学的情绪，表现为注意力不集中、反应迟钝、脾气暴躁、对自己喜欢的东西缺乏兴趣、学习成绩下降等。晚上睡觉时多梦多汗，容易疲劳，可能还会出现头晕、食欲不振等症状。这些都是由视疲劳引起的中枢神经系统和自主神经紊乱的表现，也是近视的前兆。这个时候，家长要及时带孩子到医院进行检查。

● 何为假性近视

假性近视指由于长期近距离用眼、长期凝视电子屏幕等，导致睫状肌的持续收缩、过度调节，从而形成调节痉挛，使晶状体屈光度增加，这样当外界平行光线进入眼内，经过变厚的晶状体屈折后，焦点落到了视网膜前面，看远处的东西就不清楚了。但这种视力变差是一过性的，经过放松、休息、散瞳干预后，视力可以改善或完全恢复。因此，这种近视也被称为功能性近视。

儿童处于发育阶段，其眼部调节功能尚不健全和稳定，长期的不良用眼习惯容易诱发假性近视。一旦确定为假性近视，需要家长积极干预，否则很可能发展为真性近视。

● 真性近视与假性近视的区别

假性近视和真性近视从症状上看，都有视力疲劳、远视力不好而近视力好的特征。但假性近视属于功能性改变，没有眼轴变长的问题，只是调节痉挛，经睫状肌麻痹剂点眼后，多数可转为远视或正视。如果按真性近视治疗，戴了近视镜片，眼睛会感到很不舒服，因为它并没有消除调节痉挛，甚至还有导致近视发展的危险。

假性近视并不是真的近视，只是一种近视现象。经过休息和治疗后，眼睛的睫状肌还能恢复弹性变得松弛，眼轴也能恢复到正常的长度，近视现象随之消失，视力恢复正常。

而真性近视是因为眼轴变长，也就是眼底发生了病理性改变，视力无法通过自我调节恢复。真性近视需要通过专业的检查才能够确定，因此家长一旦发现孩子的视力出现问题，应及时带其去医院做专业检查，进而辨别是真性近视还是假性近视。

护眼小课堂

如何判断"真假"近视

判断假性近视和真性近视的一个简单、准确的方法是睫状肌麻痹验光，即用睫状肌麻痹剂使眼睛的调节系统完全放松下来，再进行验光检查，这时体现出的屈光状态就是最本质的情况，也就是我们平时所说的散瞳验光。如果扩瞳后的验光结果呈现近视的状态，那就说明孩子是真的近视了；如果扩瞳后验光结果呈现正视或远视的状态，则为假性近视。

远视

远视是指在眼调节放松的状态下，外界的平行光线经过眼睛的屈光系统，也就是角膜、晶状体的折射后，因眼球前后径变短或眼球屈光成分的屈光力减弱，焦点没有聚焦到视网膜上，而是聚焦到视网膜后，从而导致视网膜上的投影模糊不清。

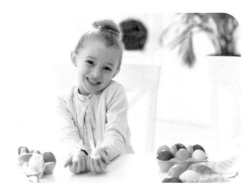

● 远视的形成原因

儿童远视眼的形成，可能与遗传因素、发育异常、不良习惯、疾病等相关。

- 若父母或家族中携带患有远视的基因，可能会导致孩子也携带患有远视的基因。

- 若孩子的眼球发育异常，如眼轴发育障碍，没有达到正常的长度，导致眼球呈现异常的屈光状态，可能会引起远视的形成；或者出现眼眶肿块、球后新生物和视网膜脱离等，也会影响眼球前后径长度，从而引起远视。

- 若孩子长时间看手机或平板电脑等电子产品，以及长时间熬夜，会使眼睛过度疲劳，导致屈光度改变，也可能造成远视。

- 若孩子眼部患有疾病，如眼部肿瘤、息肉等，肿瘤、息肉压迫眼球，可能会导致屈光度受到影响，从而形成远视。

护眼小课堂

你可能不知道，其实宝宝一出生就是远视

一般情况下，新生儿眼睛的屈光状态呈现远视的状态，它会随着年龄的增大、眼轴的延长而逐渐降低，一般9～12岁完成正视化。这个远视是生理性的，也就是我们所说的远视储备。

远视储备是指眼睛调节能力的储备，这种概念常用于幼儿到学龄前阶段的视力状态。宝宝刚出生的时候，由于生长发育的原因，眼球较小，眼睛的前后轴较短，眼睛会表现为远视。随着年龄的增长，眼轴逐渐变长，视力会逐渐发育到正常状态，但在学龄前仍然会有200度左右的轻度远视。由于儿童的眼睛调节能力处于一种相对较强的状态，这部分的远视储备并不会影响儿童的视力。在以后使用眼睛的过程中，因为近距离用眼，导致晶状体调节不佳视力逐渐往近视状态发展，在这样的状态下，远视储备反而会抵消一部分近视视力。所以，远视储备的存在可以减缓近视出现的时间，因此，越早保护孩子的远视储备，近视的发生率就会越低。

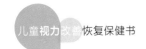

● 远视的常见表现

视力模糊不清 > 一旦处于远视状态，视物时焦点无法聚焦到视网膜上，而是聚焦到视网膜后，从而导致视网膜上的投影模糊不清，因此远近视力都下降，看远看近都不清楚。近距离学习不能持久，如阅读后感觉视物模糊，需休息一会儿才能继续阅读。

视疲劳 > 因为远视看远看近都不清楚，需要眼肌持续进行调节工作，因此在看书、写字或其他近距离用眼时，很容易产生比近视更加严重的视疲劳。而且轻、中度远视要比高度远视更容易发生视疲劳，可表现为视力模糊，眼球沉重、压迫感、酸胀感，眼球深部作痛或有不同程度的头痛。

内斜视 > 远视要不断地利用眼肌的调节功能，并配合使用眼球内转集合功能，所以患有中、高度远视的幼儿容易形成内斜视。如果远视长期得不到矫正，还可能形成弱视。

眼部变化 > 中、高度远视常有不同程度的眼前节（角膜、虹膜、睫状体等）与眼底变化，常见的症状有眼球较小、眼球外观呈轻度的凹陷、前房浅、瞳孔较小。又因为经常利用眼肌的调节功能，导致结膜充血，可伴有慢性结膜炎、睑腺炎及睑缘炎。

散光

　　散光是屈光不正的一种表现，当平行光线进入眼内后，由于眼球在不同子午线上的屈光力不同，不能聚在视网膜上形成一个焦点，也就不能形成清晰的物像。

● 散光的原因

理想的眼球应该是一个正圆球体，各条子午线的弯曲度和半径都完全一致，但实际上，人眼很难达到这个水平。人眼因上眼皮的压迫有轻度的散光，但不影响视力，这种散光叫作生理性散光，不需要戴眼镜。造成散光的原因是角膜或晶状体的表面弯曲度不一致，如橄榄球状，光线进入散光眼后，眼球各方向的折射度不一样，有些方向曲折比较大，有些方向曲折比较小，导致相互垂直的两条子午线的屈光力不同，无法聚焦于一点，难以在视网膜上形成一个焦点，这样在视网膜中呈现的不是清晰的图像，看东西也是模糊的。

护眼小课堂

何为眼睛的子午线

将瞳孔中心视为一个极点，围绕眼球画出假想线，在前后两个位置的极点相交，称为眼睛的子午线。最平和最陡的子午线称为主子午线。角膜主子午线的垂直度决定了散光是规则散光还是不规则散光。

散光主要由于先天发育不足产生，少数与后天眼疾或不良用眼习惯有关。

先天原因 ＞ 散光大部分是天生的，与角膜的弧度有关。每个人的眼睛发育是不完全相同的，有些人的角膜在某一个区域的弧度比较弯，而在另一个区域较扁平。这是由于眼球各个组成部分的异常或不协调导致了散光。

不良用眼习惯 ▷ 经常趴着、躺着看书，会造成眼皮不适当地压迫眼球，进而影响眼睛正常发育，使散光度数增加。有些人在眼睛不舒服或发痒的时候，用手大力搓揉眼睛，这时眼球会向上移，搓揉时的压力汇集在眼球下方，造成角膜下方的弧度发生变化，随着角膜弧度的改变，自然而然就产生了散光。

后天眼疾 ▷ 常见的后天眼疾有角膜疾病、眼睑肿物、眼外伤等。

● 散光的类型

根据子午线上的屈光情况，散光可分为规则散光和不规则散光。临床上，大部分孩子的散光类型为规则散光，只有极少数的孩子是不规则散光。

规则散光：由角膜或晶状体的两条主要经线的弯曲度（屈光力）不同所造成。这两条主要经线互相垂直，其中一条弯曲度最大、屈光力最强，另一条弯曲度最小、屈光力最弱，其他经线的屈光力依自最大屈光力经线向最小屈光力经线的顺序递减。因此，平行光线通过规则散光的屈光系统屈折后，不能形成焦点，而是在两条互相垂直的经线上形成前后两条焦线，从而引起视物模糊。规则散光可通过镜片矫正。

规则散光又分为单纯性散光、复性散光和混合性散光。

- 单纯性散光是一条主子午线为正视，另一条主子午线为远视（单纯远视散光）或近视（单纯近视散光）。
- 复性散光是两条互相垂直的主子午线的屈光力不同，且都是远视性的（复性远视散光）或近视性的（复性近视散光）。
- 混合性散光是指一条主子午线为远视，另一条主子午线为近视。

不规则散光：眼疾（如角膜炎、圆锥角膜、白内障等）使角膜表面凹凸不平，各子午线的弯曲度不规则，光线经过角膜后，被折射得杂乱无章，无法在视网膜上聚焦成像。不规则散光无法通过镜片矫正。

● 散光的常见表现

视力 减退	轻度散光的孩子视力通常正常，患有中、高度散光的孩子则远、近视力均不好。单纯性散光的视力轻度减退，复性散光和混合性散光的视力减退明显，若矫正不良可形成弱视。
视疲劳	因为需要对视网膜上的模糊图像不断进行精细调整，并且视物可能发生扭曲，所以患有散光的孩子容易发生视疲劳，表现为视物重影、近距离学习不能持久，且可能出现眼痛、流泪、头痛等症状，头痛尤以前额部明显。
喜欢眯眼 看东西	有些中、高度散光患者，视物会呈半闭眼状态，借助眼裂隙作用减少视觉干扰，减少散光的影响，以帮助视物。这种习惯性的眯眼动作，会过早带来抬头纹，同时易产生眼肌疲劳。
经常 偏头	有些散光患者为了看得更清楚，往往采取倾斜头位，从而导致斜视。

家长一旦发现孩子有以上表现，建议及时带其到正规医院进行检查。一旦错过最佳治疗期，可能会给孩子的视力带来很严重的后果。

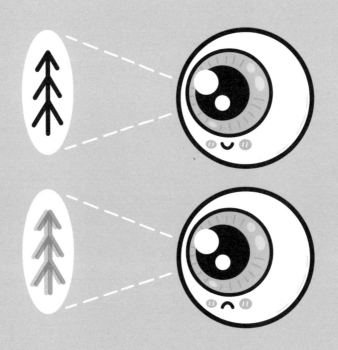

第 3 章

警惕

那些近视防控的误区

　　近年来，随着电子产品的普及，近视越来越呈现低龄化的趋势。这让越来越多的家长焦虑不已，也采取了很多措施帮助孩子预防近视。但是近视防控存在着很多误区，我们要尽量远离。

误区一：孩子近视了，但能看清黑板，可以不戴眼镜

如果孩子近视了，又不及时戴眼镜，那么视网膜成像是模糊的，模糊的成像会刺激眼睛调节，加重视疲劳，进而加快近视的发展。临床上一些轻度近视的孩子由于不戴眼镜，导致近视急速发展的案例非常多。戴上眼镜后，孩子的视力得到矫正，视网膜成像清晰了，就会减少眼肌额外的调节刺激，能在一定程度上控制近视的进一步发展。

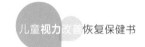

有些家长可能会说，把孩子的座位调整到前排就能看清楚了呀。其实这并没有解决根本问题，孩子的眼睛不只是用来看黑板的，近视后的眼睛看远处的物体都是模糊的，如果不及时矫正，视力问题只会越来越严重，而且离黑板越近，孩子的眼睛长期看近物，得不到放松，越容易加剧近视的发展。

因此，孩子近视后哪怕可以看清黑板，也要及时配戴眼镜，眼镜戴得越早，近视发展得越慢。

误区二：戴上眼镜后近视度数会不断增加，不能轻易戴眼镜

很多人认为眼睛近视了以后不能戴眼镜，越戴眼镜近视的度数涨得越快。这种观念是不正确的。儿童青少年近视，除少数高度近视与遗传因素有关外，多数是由于后天因素，如不良用眼习惯、读书环境等造成的。儿童青

少年每天需要近距离写字、读书，眼睛近视以后，看东西会模糊，如果不戴眼镜，时间长了很容易引起视疲劳，这样也会让近视发展的速度越来越快。相反，如果戴度数合适且质量合格的眼镜，由于恢复了清晰的视觉质量，眼睛就不会觉得疲劳，近视发展的速度也会变得慢一些。

家长需要明确的是，戴近视眼镜后度数不断加深，主要是因为用眼不规范、长时间视疲劳等导致，与戴眼镜无关。当然，为了避免近视度数增长过快，在日常生活中要注意养成良好的用眼习惯，劳逸结合，增加户外活动时间，并定期检查视力，发现度数改变应及时矫正，防止度数加深。

误区三：视力不好，去眼镜店配副眼镜就行了

有些家长一旦发现孩子的视力下降，就立马带孩子去眼镜店配眼镜，这也是不对的。因为近视有真假之分，真性近视必须戴镜矫治，并定期复查，以稳步提高视力和控制近视度数加深；但假性近视多是用眼过度或视疲劳引起的，一般不需要戴镜矫治。此外，造成视力下降的原因有很多，有生理因素，也有病理因素，如果不查明原因，直接草率地戴眼镜有可能弄假成真，甚至加深近视度数，耽误视力矫正的最佳时机。

因此，一旦发现孩子的视力变差，一定要带孩子去专业眼科医院进行医学验光检查，以判断近视的真假、程度以及视力下降的原因等。

误区四：散瞳对眼睛不好，孩子不能做散瞳验光

散瞳是一种验光手段，医学上称为睫状肌麻痹验光，是应用药物使眼睛的睫状肌麻痹，将瞳孔散大，使之在失去调节作用的情况下进行验光，以便客观地检测眼睛真正的屈光状态。

之所以要进行散瞳验光，主要是因为孩子的眼睛调节能力很强，睫状肌的调节作用可使晶状体变凸、屈光力增强，从而容易形成假性近视。如果不进行散瞳验光，不散大瞳孔，不能把调节性近视（所谓假性近视）的成分排除，很难准确判断孩子的近视是假性近视还是真性近视，也不能判断过度调节作用对验光的影响，在配镜时会导致度数不准。

根据使用的散瞳药物不同，散瞳可分为快散和慢散。快散采用的是快散药，适用于12岁以上的近视孩子及15岁以上的远视孩子。快散药的特点是散瞳后起效快、过程短。慢散药适用于12岁以下的孩子，其特点是起效时间慢、过程较长。

在散瞳药效期间，可能会出现畏光、视力模糊等症状。因此，很多家长认为使用散瞳药物对眼睛不好，不让孩子进行散瞳验光。

瞳孔由瞳孔括约肌组成，本来就具有暗处散开和亮处收缩的功能，散瞳只是用药物快速、充分地把瞳孔散大，以利于检查，其后药物的作用会慢慢消失，瞳孔自然可以复原。不过从散瞳后到瞳孔恢复期间，由于调节作用消失，孩子能看清远物，但看不清近物，这是正常现象。有些孩子可能会出现暂时性怕光和视物模糊的情况，但药效散去后散大的瞳孔是可以完全恢复的，所以不必担心使用散瞳药物会对视力造成不利影响，而且散瞳药物是有效治疗假性近视和调节性内斜视的一种手段。因此，散瞳验光会伤害眼睛的观点是没有任何科学依据的。相反，正是有了散瞳验光，才使得患者的度数可以测量得更加精准。

护眼小课堂

散瞳验光的优势

1.可以鉴别真假近视

散瞳通过睫状肌麻痹，使眼睛的调节系统完全放松下来，再进行验光检查，这时体现出的屈光状态就是最本质的情况。散瞳前有近视度数，散瞳后调节作用消失，近视度数随之消失，这就是假性近视；散瞳后仍然存在近视度数的，就是真性近视。

2.可以提高配镜的准确度

眼睛的调节是由睫状肌收缩产生的，孩子的睫状肌力量比较强，尤其是10岁以下的孩子调节力很强，远视孩子睫状肌的调节作用就更强了。如果不采用散瞳验光，调节作用仍然存在，会产生部分假性近视，验出来的度数就包括两个部分，即眼睛真实的度数和由调节产生的假性度数，这显然是不准确的。散瞳验光能去掉假性度数，只保留真实的度数，以减少配镜误差。

除此以外，散瞳验光还可以使隐性的远视屈光变成显性，提高远视眼诊断率。散瞳后瞳孔放大，还有利于眼底黄斑区的屈光检查。

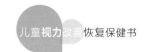
误区五：眼镜戴习惯就摘不下来了，能不戴就尽量不戴

很多家长给孩子配镜后不愿意让孩子戴，一是担心孩子一旦戴习惯了眼镜就摘不掉了；二是觉得戴眼镜影响美观。这种观点是不对的。近视是不可逆转的，孩子近视后，戴不戴眼镜都无法改变近视的事实，不戴眼镜近视并不能好转，反而会因不戴眼镜而视物模糊，导致视疲劳，加快近视发展的速度。因此，一旦孩子近视了，家长需要带孩子去专业眼科医院进行检查，判断近视程度，然后佩戴合适的近视眼镜矫正，切不可因抵触心理导致孩子近视度数增长迅速。

误区六：眼镜配好后上课看黑板时戴就行了，平时不用戴

孩子配好眼镜后，家长总担心孩子会对戴眼镜产生依赖，要求孩子只在上课的时候戴，平时不要戴。这种做法其实是不正确的。佩戴近视眼镜主要是为了矫正视力，可以让孩子清晰地看到远距离的物体，因此长期戴眼镜是没有任何问题的。相对于有近视却不戴眼镜，戴眼镜反而对有效控制近视的发展更有好处。如果近视度数低于100度，孩子可以选择在写作业、看书等近距离用眼时不戴眼镜，平时上课时再戴眼镜。但如果近视度数高于100度，建议不管是看黑板还是近距离用眼，都应该戴眼镜。

此外，如果孩子近视并有散光，一定不要频繁摘、戴眼镜。因为取下眼镜后，看近距离物体时，由于散光的存在，物像仍然不是很清晰，容易造成视疲劳，加速近视的发展。

误区七：孩子配了眼镜就不需要定期检查视力了

有些家长给孩子配了眼镜之后就不再定期给孩子检查视力了，仿佛给孩子配的不是一副眼镜，而是买了一件永远不会淘汰的"神器"。这种做法是错误的。

儿童正处于生长发育阶段，不仅视力会有变化，瞳距也会增长，所以家长应定期带孩子去正规验配中心进行验光检查，建议每半年检查一次。如果检查结果显示度数增加较多，或瞳距发生变化，应及时调整屈光度数或瞳距。因此，家长不能认为一次验光配镜就能一劳永逸。

误区八：孩子第一次配镜，度数应该比实际度数低一点儿，否则戴上眼镜以后会感觉头晕

孩子初次佩戴眼镜，可能因为不太习惯，戴上以后会有点儿头晕。有些家长以为是因为眼镜的度数太高了，把度数降低一点儿就没事了。这种想法是错误的。孩子刚开始戴眼镜，稍有些头晕的感觉，可能是初期不太适应的缘故，这种不适症状一般在一周左右就会缓解或消失。

如果配的眼镜度数比近视的实际度数偏低，那么看东西的时候可能会出现模糊看不清的现象，这样会导致视疲劳，久而久之会对眼睛造成损害，导致近视进一步加重。因此在配眼镜时，要到正规的医疗机构进行全面的检查，并根据眼睛的度数配合适的镜片。如果头晕症状不太明显，验光师一般会根据实际情况适当降低度数，分阶段配镜，帮助孩子适应新眼镜，但最后一定要将度数配足。

戴上合适的近视眼镜，才能使眼调节放松，缓解视疲劳，如果再注意用眼卫生，纠正不良用眼习惯，可以更有效地延缓近视的发展。

误区九：孩子第一次配镜，戴上眼镜后头晕，肯定是度数配高了

孩子初次佩戴眼镜，稍有头晕的现象很正常，孩子的适应能力比较强，一般一两个星期就能适应过来。如果头晕症状很明显，验光时验光师会根据实际情况适当降低度数，帮助孩子适应。但需要注意的是，如果孩子由于头晕所以配戴了比实际度数低一点儿的眼镜（矫正视力低于0.8），待孩子适应眼镜度数后（一般是3个月），要及时带孩子重新验光，把度数配足，因为长期戴度数不够的眼镜容易导致视疲劳，也可能造成近视度数增长过快。

误区十：长期戴框架眼镜会使眼球变凸，影响容貌

很多人觉得长期戴框架眼镜会导致眼球变凸，影响容貌。实际上，正确佩戴眼镜不仅不会让眼球变凸，反而可以起到防止眼球变凸的作用。

长期戴框架眼镜本身不会导致眼球变凸，让眼球变形的真正原因是眼睛防护不当使近视加深，从而导致眼轴变长。眼轴即眼球前后两端的距离，一般来说，眼轴每增加1毫米，近视度数增加300度。眼轴变长了，从外观来看，眼球好像变凸了。因此，戴框架眼镜并不是眼球变凸的原因，要想眼睛看起来清澈、明亮、炯炯有神，保护好眼睛才是关键。

误区十一：隐形眼镜不影响美观，视野更开阔，比框架眼镜更好

　　从外观上看，隐形眼镜不仅可以矫正视力，而且比框架眼镜更加美观。佩戴框架眼镜，因受框架的限制以及镜片周边部分棱镜效应作用的影响，佩戴后缩小了视野；而隐形眼镜不受框架遮盖，始终跟随着眼球转动，故能够保持与正常人相同的开阔视野，而且隐形眼镜比较轻便，运动时也比较方便。因此，很多家长认为孩子戴隐形眼镜更好。

　　框架眼镜和隐形眼镜都能够起到矫正视力的效果，两者各有利弊。框架眼镜在佩戴的时候比较方便，相对安全；而隐形眼镜长期覆盖在角膜和结膜的表面，如果佩戴方法不正确，就有可能引起结膜炎、角膜炎或者角膜上皮损伤等眼部并发症。对于初发近视的儿童来说，建议选择框架眼镜，因为隐形眼镜的安全性在使用时要求比较高，一些不科学的使用方法会给角膜带来严重损伤。而儿童的眼睛还处于发育阶段，佩戴框架眼镜不会对眼睛表面造成损伤，不容易引起眼部并发症，且佩戴起来相对简单方便。

误区十二：孩子近视了也没关系，长大后做近视手术就行了

　　儿童青少年近视的发病率越来越高，发病年龄也越来越低，大多数家长对孩子的视力非常重视，会定期带孩子进行检查，在医生的建议下及时给孩子戴镜治疗，并督促孩子养成良好的用眼习惯，控制近视度数的增长速度。

但有些家长却抱着无所谓的态度，认为现在做近视眼激光手术这么方便，孩子近视了也没有关系，长大后做近视手术就行了。真的是这样吗？近视眼激光手术真的可以治疗近视吗？孩子长大以后都可以做这种手术吗？

近视的危害并不只是视力下降。儿童青少年近视一旦发生，近视度数会不断增长，还伴有眼睛结构的改变，而且近视度数越高，发生视网膜裂孔、视网膜脱落、黄斑区出血等病变的风险越大。近视手术只能摘掉眼镜，但对于眼底已经发生病变的生理结构是没办法复原的。尤其是高度近视者，由于眼轴拉长多伴有眼底病变，做近视眼激光手术后，虽然视力提高了，但眼底病理性改变依然存在，并没有被治愈。因此，做好近视防控才是最关键的。

误区十三：通过治疗机构治疗近视，裸眼视力真的提升了，治疗机构真的能治疗近视

随着儿童青少年近视率的提高，大街上出现了很多"不手术、不打针、不用任何药物，就能治疗近视、丢掉眼镜"的广告。有些家长担心孩子近视度数越来越高，于是就盲目选择相信这些治疗机构，并花费了不少钱。这些家长还说："我家孩子经过治疗，裸眼视力确实提高了呀！"

家长一定要明确：真性近视一旦发生，眼轴变长，以现有的医疗技术水平是无法治愈的，近视度数只会增加，不会减少。也就是说，因为眼轴的增长不可逆，近视一旦发生就无法逆转，家长不要偏信广告效应而白白浪费金钱。上述家长所说的裸眼视力提高，在验光时就会发现，近视度数并没有降低，甚至还可能提升了。这是因为裸眼视力和近视度数并不直接相关，单纯依靠裸眼视力并不能推算出近视度数。

那么为什么有家长会说孩子裸眼视力提高了呢？这是因为治疗机构往往采用针灸、按摩等方式作为治疗手段，闭着眼睛按摩可以使眼睛处于放松状态，达到缓解视疲劳的效果。而有些孩子的近视并非真性近视，而是假性近视，通

过缓解视疲劳确实有利于视力恢复。但如果孩子已经是真性近视，眼睛已经发生结构性改变，通过针灸或按摩是不可能让视力恢复正常的。

因此，当孩子看东西模糊时，家长应该先带孩子到专业的眼科医院进行检查，并根据眼科医生的建议进行治疗。

误区十四：不让孩子看电子产品，孩子就不会近视

随着电子产品的普及，孩子日常接触电子产品的机会越来越多，而且很多孩子需要通过手机或平板电脑来上网课，所以很多家长认为，正是因为电子产品看多了，孩子才会近视。

经常看电子产品，确实容易导致近视。这是因为双眼长时间紧盯电子屏幕，眨眼的次数变少，眼部会出现干涩、疲劳、异物感等症状，会导致视觉质量下降；电子产品的光辐射会抑制视网膜感光细胞功能的发挥，引起视疲劳和视力下降；电子产品的屏幕相对较小，图像闪烁且变化快，孩子为了看清楚屏幕，眼部调节肌尤其是睫状肌会频繁运动，久而久之造成睫状肌疲劳或痉挛，形成假性近视，若不及时防治，很快就演变为真性近视。

但是，导致孩子近视的真正原因并不是单纯地看电子产品，而是近距离用眼以及持续用眼时间过长、眼睛得不到充分休息和放松，以及不良用眼习惯。孩子平时看书、写字、画画等都属于近距离用眼，长时间、近距离用眼或不良用眼习惯，都会使眼睛过度疲劳，导致近视的发生和发展。

因此，防控近视并不等同于不让孩子看电子产品，孩子除要养成良好的用眼习惯外，还应增加户外活动，避免长时间近距离用眼。

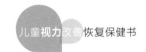

误区十五：看手机或平板电脑时离得远一点儿，孩子就不会近视了

随着生活水平的提高，电子产品已经成为我们日常生活中必不可少的物品，孩子几乎每天都会接触电子产品，这也是导致孩子近视的一大原因。有些家长认为，孩子看手机或平板电脑，离屏幕比较近，只要孩子离屏幕远点儿，就不会近视了。这种想法是不对的。手机或平板电脑的屏幕比较小，图像闪烁且变化快，孩子在看的过程中眼睛一直注视着屏幕，十分专注，这样会导致眼睛持续紧张，眨眼的次数变少。如果只是把手机或平板电脑放得远一点儿，眼睛仍然会处于高度紧张状态，需要持续动用调节，还是会产生视疲劳，导致假性近视，最终可能发展为真性近视。因此，靠这种操作预防近视并不靠谱。最好的办法是少看或不看手机或平板电脑，多进行户外活动。

误区十六：平板电脑的屏幕比手机大，孩子多玩一会儿也不会伤眼睛

众所周知，手机屏幕小、字小，看手机时手机屏幕与眼睛的距离很近，因此看手机对眼睛的伤害很大。有些家长认为，平板电脑的屏幕比手机大很多，孩子多玩一会儿也不会伤眼睛。

平板电脑的屏幕确实比手机要大许多，没有看手机那么伤眼睛。这是因为屏幕大，眼睛与屏幕的距离就会相对较远，眼睛受到的刺激相对小一些。但是长时间盯着屏幕，由于注意力过于集中，会造成眨眼的次数减少，产生视疲劳，导致视力下降。因此，无论是手机还是平板电脑，都不宜长时间使用。

误区十七：孩子玩电子产品时戴上防蓝光眼镜就不会近视了

随着电子产品的普及，市面上防蓝光眼镜层出不穷，而且商家过度吹嘘防蓝光眼镜的功效，声称具有阻断散射蓝光、缓解视疲劳等功效，让很多家长误以为戴上防蓝光眼镜就能预防近视了。防蓝光眼镜真的靠谱吗？真的能预防近视吗？

我们的眼睛所看到的自然光线由红、橙、黄、绿、蓝、靛、紫组成，而蓝色属于色彩中不能再分解的三种基本颜色之一。蓝光是可见波长为 400～500 纳米的光的一部分，波长比红光和绿光短，但其光子能量却比红光和绿光高。在日常生活中，蓝光随处可见，除了太阳光里有蓝光，我们经常接触的发光物体中，如电视、电脑、手机、平板电脑、LED 灯等电子产品也会产生蓝光。那么，蓝光真的会对眼睛造成伤害吗？

有观点认为，蓝光之所以会伤害眼睛，是因为蓝光可以经过眼睛的屈光介质到达视网膜，久而久之就会造成视网膜的衰老及功能退化。实际上，眼睛在发育过程中有很多保护机制，如眯眼、瞳孔收缩、视网膜黄斑区所含的叶黄素、视网膜自身的抗氧化修复机制等，都可以使我们的眼睛免受蓝光的损伤。而且电子产品所发出的蓝光，比自然光线中蓝光的强度小很多，也没有证据表明来自电子产品的蓝光会对人的眼睛造成伤害，只要不是每天长时间连续使用电子产品，蓝光是不会对眼睛造成明显损伤的。相反，少量蓝光不仅对人体无害，而且对健康是至关重要的。研究表明，蓝光可缩短反应时间，帮助人类加强记忆和认知功能并改善情绪。如果一味地防蓝光，让孩子长期佩戴有防蓝光功能的眼镜，有可能会对孩子的身体产生不利影响。预防近视最关键的是科学用眼、科学护眼，这样才能真正让孩子远离近视。

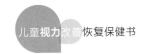
误区十八：做眼保健操没用，孩子天天做但还是近视了

从20世纪60年代开始，眼保健操就在全国中小学校推广了。到了21世纪，中小学生近视率不断上升，因此有些家长认为做眼保健操没有用，孩子每天都做眼保健操，但还是近视了。

从中医理论的角度来讲，眼保健操可以通过刺激眼睛周围穴位，调节眼部周围经络气血，并改善脏腑器官之间的协调关系，在孩子的眼睛未近视前起到预防的作用，对于一些已患近视的孩子也可起到缓解视疲劳的作用，从而延缓近视的发展进程。通过长期的观察和研究，做眼保健操确实有预防近视的作用，而且长期坚持做规范的眼保健操的儿童，其近视进展慢于做得不规范的儿童或不做的儿童，所以眼保健操对防控近视是有效的。但孩子日常做眼保健操的时间太短，而且大多数孩子很难准确找到穴位，也无法把握好力度，导致做眼保健操的效果不佳。此外，做眼保健操只是防控近视的一项措施，难以抵抗长时间近距离用眼、使用电子产品等所导致的过度视疲劳。要想有效预防近视，除要正确做眼保健操外，还应减少持续近距离用眼的时间、增加户外活动等。

误区十九：经常滴眼药水可以保护眼睛、预防近视

因为广告宣传的效果，很多人觉得滴眼药水可以让眼睛更明亮，可以缓解视疲劳，甚至可以预防近视。

事实上，市面上品类繁多的眼药水，只能适当缓解眼睛干涩、不适等症状，和预防近视及降低近视度数无任何关系。俗话说"是药三分毒"，市面上很多眼药水中含有防腐剂、抗生素或激素等，经常使用反而会刺激眼睛，导致眼部不适。而且孩子的眼睛还处于生长发育阶段，家长千万不能将眼药

水当作保健品让孩子每天使用。当眼睛出现不适，如干涩、疲劳等症状时，正确的做法是经过医生诊断，找出病因，遵从医嘱使用对症的眼药水。

　　总而言之，家长不能自作主张长期给孩子使用一些非处方眼药水。如果想保护眼睛，就要用科学的方法，如养成良好的用眼习惯、减少长时间近距离用眼、增加户外活动、做眼保健操等。

误区二十：看书时灯光越亮越好，亮一点儿可以护眼

　　相信很多家长都知道不要在光线昏暗的环境中专注用眼，这样容易引发近视，于是在挑选台灯的时候就会追求高亮度的照明效果，认为孩子在亮一点儿的灯光下看书写字，可以保护眼睛。

　　这种做法是不对的，灯光太亮同样会伤害眼睛。有些人可能会感到不解，为什么灯太亮也会伤害眼睛？这是因为人眼在遇到强光刺激时，瞳孔会收缩，以减少眼睛的进光量，如果长时间在过亮的光环境中用眼，瞳孔就会持续缩小，引起睫状肌过度调节，造成视疲劳、胀痛，甚至头晕目眩。此外，儿童正处于生长发育阶段，眼睛与身体其他器官一样，尚未完全发育成熟，容易受外界因素过度刺激而发生变化。如果眼睛长期受到强光的刺激，会引起眼球功能的改变，使眼睛无法正常发育，从而导致视力下降。

　　因此，选择台灯时不宜选太亮的，一般选择色温在3300～5300开尔文的台灯即可。此外，家长在摆放台灯时要放置得高一点儿，不要让孩子眼睛直

视到灯管上，以保证孩子在低头看书时，灯管不会出现在视线范围内。

误区二十一：孩子晚上开着小夜灯睡觉不会对眼睛不利

　　有些小朋友晚上睡觉怕黑，家长会为他点上一盏小夜灯；有些家长为了夜里方便照顾孩子，也会点上一盏小夜灯。市面上的小夜灯光线柔和，外观漂亮，使用起来也方便。许多家长认为，一盏小小的夜灯，并不会给孩子的视力造成什么影响。但事实上，小夜灯给孩子带来的影响不容忽视。

　　眼科专家曾经对将近500名2～16岁的儿童青少年进行了调查：晚上在黑暗、不开小夜灯的房间里睡觉的孩子，近视比例为10%左右；在开着小夜灯的房间里睡觉的孩子，近视比例为34%；在开着大灯的房间里睡觉的孩子，近视比例高达50%。为什么开灯睡觉与不开灯睡觉对视力的影响这么大呢？这是因为孩子虽然闭着眼睛睡觉，但是由于光线的存在，孩子的眼睛并没有得到真正的放松，眼部神经和肌肉一直处于紧绷状态，不同光照水平会改变眼球的增长及眼轴的长度，容易增加孩子患近视的概率。

　　另外，孩子在有光线的房间里睡觉，对体内褪黑素的分泌有一定的影响，会导致孩子睡得不安稳。因此，孩子在晚上睡觉时不建议开小夜灯。如果确实需要，建议安装随手可以摸到、很容易开关的灯，需要的时候开，不需要的时候及时关掉。

误区二十二：高度近视不过就是眼镜片厚一点儿

有些家长在孩子近视前非常注重保护他们的眼睛，但当孩子近视后，认为孩子已经近视了，保护视力也就没那么重要了，度数增长也没多大关系，就是眼镜片厚点儿。

近视度数不断增长，真的只是眼镜片厚一点儿的问题吗？如果家长这样对待孩子的近视问题，那可就大错特错了。

一般来说，近视度数会随着孩子年龄的增长而增长，当身体停止发育以后，近视度数才会停止增长。近视度数越高，眼轴拉得越长，眼轴拉长的过程就像"吹气球"，气球越吹越大，气球壁必然就会变薄，从而引起诸多并发症，如眼底出血、玻璃体混浊、视网膜和脉络膜萎缩、后巩膜葡萄肿、视网膜脱落、继发性白内障和青光眼等。如果孩子已经患有近视，一定要及时进行有效防控，要经常带其进行视力复查，用科学的方法对近视进行防控，不要让轻度近视变成高度近视，因为高度近视并不仅仅是"眼镜片厚一点儿"的问题，极有可能产生很多眼疾。

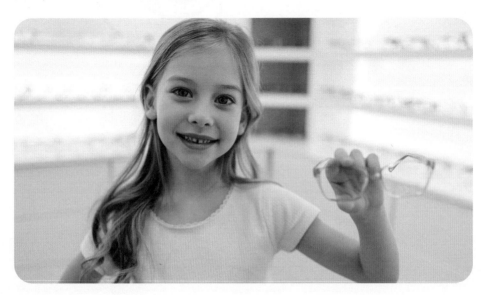

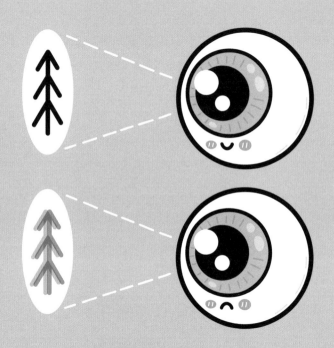

第4章

如何 ●━━━━━→
有效预防近视

孩子视力不佳，除了先天的遗传因素，大多与后天不良用眼习惯有关。因此，要想孩子免受近视困扰，日常生活中我们需要时刻提醒孩子注意合理用眼，养成良好的用眼习惯，以缓解视疲劳，预防视力下降。

每天进行至少 2 小时户外活动是预防近视最有效的方法

我国儿童青少年的近视率越来越高，近视低龄化、重度化日益严重，严重影响孩子们的身心健康。近视一旦发生，即不可逆转，特别是在低年龄阶段发生近视的孩子，更容易发展成高度近视。很多家长可能还不知道，户外活动其实是最简单的预防近视的方式，让孩子充分接触阳光可以有效地保护视力。每天2小时、每周10小时以上的户外活动，可使儿童青少年的近视发生率降低10%以上。这是因为太阳的光照强度比室内的光照强度高数百倍，光照越强，多巴胺释放量就越多，而多巴胺能抑制近视的发生与发展。另外，高强度光照可使瞳孔缩小、景深加深、模糊减少，成像更加清晰。此外，孩子沐浴在阳光下，可以促进维生素D的合成，增强眼睛巩膜的韧性，可有效预防和减缓近视的发生。因此，家长平时应积极引导孩子进行户外活动或体育锻炼，对已患近视的孩子应进一步增加其户外活动时间，延缓近视发展。

有的家长可能会问，在室外是不是一定要跑、跳，才能有效保护眼睛呢？其实，即使在户外静坐，也可以保护眼睛，重要的是在户外时间的长

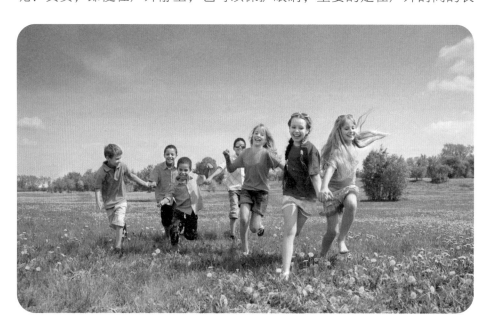

短，比如只有每天在户外的时间累计达到2小时，才能有效保护眼睛。当然，如果能在户外进行合适的运动，如踢足球、打乒乓球、跳绳等，不仅能够保护眼睛，还能促进孩子的生长发育，增强孩子的体质，一举多得。但是需要提醒各位家长，户外活动时不能让阳光直射眼睛，否则视网膜和黄斑区容易被灼烧而损伤。

定期检查视力，建立视觉健康档案

很多家长每天监督孩子注意用眼习惯，控制手机、平板电脑的使用时间，可孩子还是近视了，因此觉得很不可思议。其实，注意用眼习惯很重要，但定期检查视力更重要。建立视觉健康档案，对孩子近视的预防和控制非常有效，医生可以根据视觉健康档案给出准确的预测和建议。尤其是对于父母双方都是近视的家庭，建议父母和孩子都检查一下眼底，并建立视觉健康档案，这样医生可以根据父母眼底的情况，预测孩子视力的可能变化趋势，有针对性地采取切实可行的干预措施，达到防患于未然的目的。

通常，一份完整的视觉健康档案包括：孩子出生6个月后到医院进行屈光筛查、排除视网膜病变等眼疾，并且每6~12个月做一次定期检查；3岁左右学会辨认视力表，每学期进行两次视力检查，定期检测视力、眼轴长度、角膜曲率、视功能状况、生理性远视度数等视觉发育指标；如果是近视儿童，还需定期检查眼底，防止眼底病变带来的视力损害；有斜视、屈光参差等情况的儿童，还应让其增加立体视功能等检查项目。

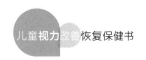

培养孩子良好的用眼习惯

造成近视的原因，除高度近视可能有遗传因素外，最主要的因素是不良的用眼习惯。例如，近距离用眼时间过长、缺少户外活动、躺着看书、看书时眼睛与书本的距离很近、学习场所光线过暗或过强、长期连续使用电子产品等。因此，为了保护好孩子的视力，预防近视的发生和发展，应培养孩子良好的用眼习惯。平时看书写字时，眼睛与书面的距离应保持在30厘米以上，角度保持45度，并避免长时间近距离用眼；身体要坐正，头不歪，更不能趴在桌上看书、写字；读写半小时后应休息几分钟，可以眺望远处景物；吃饭、走路、乘车时不能看书，也要避免在光线不足或光线过强的地方看书、写字；不要长时间看电视、玩手机、玩平板电脑等，眼睛与屏幕要保持合适的距离；每天做3~4次眼保健操，保证充足睡眠；每日坚持2小时的户外活动；等等。

适合的桌椅有利于近视防控

与孩子身高相匹配的桌椅更有利于保护视力、预防近视。孩子看书、写字时用的桌椅，高度要适合他的身高，过高或过低都会迫使孩子眼睛靠近书本，增加眼睛的调节负担，导致视疲劳，也可能导致脊柱弯曲等。

给孩子挑选桌椅的原则

- 孩子坐在椅子上，大腿和小腿要垂直，背要挺直，上臂下垂，手肘要在桌面以下3~4厘米。

- 孩子生长发育速度较快，如果不想频繁更换书桌，可以选择能调节高度的升降式书桌，这样可以根据孩子的身高变化及时进行调整。

《学校课桌椅功能尺寸及技术要求》（GB/T 3976—2014）将中小学生课桌椅分为11个型号，要求学生使用与身高符合的型号。不同身高对应的课桌椅高度分别如下，家长可以参考一下。

单位：厘米

课桌椅型号	桌面高	椅面高	标准身高	学生身高范围
0 号	79	46	180.0 以上	180.0 以上
1 号	76	44	180.0	173 ~ 180
2 号	73	42	172.5	165 ~ 179
3 号	70	40	165.0	158 ~ 172
4 号	67	38	157.5	150 ~ 164
5 号	64	36	150.0	143 ~ 157
6 号	61	34	142.5	135 ~ 149
7 号	58	32	135.0	128 ~ 142
8 号	55	30	127.5	120 ~ 134
9 号	52	29	120.0	113 ~ 127
10 号	49	27	112.5	119 以下

保持正确的读写姿势

读写姿势不正确是导致视力下降及近视的主要原因。保持正确的读写姿势，对保护视力起着很重要的作用。读书或写字时，应做到胸部自然挺直。但由于要坚持的时间较长，一段时间后，孩子难免会松懈，脖子向前弯曲，导致颈部动脉受到压迫，脖子和眼睛就会处于充血状态，时间久了，就会造成眼压升高，眼球隆起，眼轴随之变化，最终导致近视。所以，保持端正的读写姿势、减轻眼睛的负担是预防近视的首要、必要条

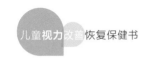

件。那么，正确的读写姿势是怎样的呢？

当我们看5米以外的物体时，眼球处于休息状态；看近物时就需要调节眼球，尤其看33厘米以内的物体时就需要过度调节。如果眼球经常处于紧张的状态，则容易形成近视。因此，在平时读写时，眼睛与书本的距离通常以33厘米为标准，最近不能小于25厘米。同时要保持良好的读写姿势，做到头正、腰挺、背直，眼距书本1尺，手指距笔尖1寸，胸距桌缘1拳，即所谓"一尺一寸一拳头"。

对坐姿的具体要求可以概括为：头正、身直、臂开、足安。身体要坐正，上半身挺直，背不弯，胸部与桌缘保持约一拳的距离，双目前视，眼睛与书本的距离应是30～35厘米。两肩要自然下垂，两胳膊平放在桌面上，双脚自然分开，与肩同宽，自然平稳地放于地面。看书时，应双手捧着书，书的上端稍抬高，与桌面成45度角，头稍微向前倾，这样不仅容易看清楚书上的字，还能避免颈部肌肉紧张与疲劳。尽量不要把书竖直或平放在桌面上，这样会对眼睛不利。

对孩子来说，让他们长时间端坐在桌前是件很不容易的事。对此，家长要随时提醒孩子，让孩子慢慢养成正确的读写姿势，这对孩子的视力保护以及骨骼生长均有益处。

看书写字时照明条件很关键

读书写字时的采光照明对预防近视有重要意义。如果照明条件不好，很容易导致孩子近视，而合适的照明可以最大限度地减轻甚至避免视疲劳。良好的照明应该是整体照明和局部照明的结合：整体照明是指所处空间环境的照明，局部照明是指书本所在工作面的照明。看书、写字时最合适的光线为自然光线。自然光线有两种：一种叫散射光线，最适合看书、写字，因为光线均匀、柔和，眼睛不容易疲劳；另一种叫直射光线，光线强烈、耀眼，不适合看书、写字。白天看书、写字时，建议多采用散射光线，桌子应放在室内采光最好的地方，并打开窗帘，使桌面上有足够的光照度，但不要使太阳光直射到桌面上。自然光线不足时，则需要借助灯光照明。光源可选择白炽灯泡，或色温3300～5300K（K为色温单位开尔文的简写）、显色指数不低于82Ra、频闪低的LED光源。整体照明可选普通灯具，光照度以能分辨环境物体基本轮廓为宜，局部照明则宜选择护眼台灯，光照度要达到国际通行的阅读标准照度值500lx（Lx，勒克斯，光照度单位），看书、写字时将其放在左上角，可以避免灯光直接照射眼睛。

正确选择护眼台灯

随着儿童青少年近视率的不断攀升，家长防控孩子近视的意识也越来越强，很多家长都知道孩子读书、写字时良好的照明条件很重要，因此会选择给孩子买一盏护眼台灯。可如今市面上的护眼台灯五花八门，家长要如何选购呢？

挑选护眼台灯时，需要考虑以下几个方面。

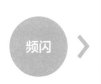

频闪越低越好。检测频闪的方法很简单，家长打开手机拍摄模式，对着护眼台灯的光源，观察手机屏幕上是否出现频繁波动的黑色阴影，如果出现则说明频闪高，反之则说明频闪低。

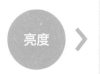

检验亮度的方法是注视光源10～20秒，然后转头看墙。如果看到墙上出现光源的影子，则说明灯光过亮，需要适当降低亮度，直到刚好不再出现光源的影子。

| 色温 | > 色温在3300～5300K范围内，比较适合读书、写字。 |

| 认准3C标识 | > 台灯属于国家强制认证的产品，购买时要认准国家颁发的3C认证，产品质量更有保障。 |

护眼小课堂

什么是色温

色温表示光源光色的尺度，单位为K（开尔文）。光分为冷色光和暖色光：暖色包括红、橙等，能给人温暖、健康、舒适的感觉；冷色包括蓝、绿等，让人感觉寒冷。一般来说，色温在5300K以上的是冷色光，色温在3300K以下的是暖色光。

色温	开尔文	灯光颜色	使用场合
低色温	3300K 以下	光源偏黄	居所、宾馆等，适合休息
中色温	3300 ~ 5300K	比较柔和	医院、办公室、餐馆等，适合读书、学习
高色温	5300K 以上	光源发白	教室、图书馆、展览室等，使人注意力集中

看书也有不适宜的时候

孩子看书要牢记"四不要",即不要边走路边看书、不要躺在床上看书、不要在坐车时看书、不要在阳光下看书。

不要边走路边看书

如果孩子有边走路边看书的习惯,家长一定要警惕,并督促孩子改正。走路时人体会移动,拿书的手和头也跟着移动,眼睛和书本的距离不断变化,这时眼睛为了看清书本,需要不断地调整焦距,很容易引起眼肌紧张,导致视疲劳,继而发展成近视,而且边走路边看书也不安全。

不要躺在床上看书

只要眼与书本之间的距离合适,孩子是可以坐在床上看书的,但躺在床上看书不可取。孩子躺着看书,眼睛与书本的距离容易偏近,而且两只眼球不在同一水平上,或左右偏斜,或上下偏斜,两只眼睛所承受的负担不同,眼睛容易疲劳,时间长了,眼轴会产生明显的不良变化。此外,躺着看书时,灯光会在书本上产生阴影,久而久之,容易引起散光。

不要在坐车时看书

很多孩子都会在坐地铁或公交车时拿出书本翻看,这个习惯很不好。行驶的车摇晃得很厉害,尤其是公交车,这种晃动会使得眼睛与书本的距离不断地大幅度变化,迫使眼睛频繁调节对焦。因为距离变化太快,焦点很难清晰,而为了要看清书上的字,眼肌会过度频繁地收缩与舒张,很容易产生眼肌紧张和疲劳。

**不要在
阳光下看书**

如果在阳光直射的地方看书、写字，瞳孔就会呈持续缩小状态，时间长了就会引起瞳孔括约肌痉挛。由于受同一神经的支配，必然会造成眼睛的睫状肌过度收缩痉挛，久而久之眼睛就会有酸痛感，并伴随发胀的感觉。时间长了，就会促使近视的发生和发展。

此外，阳光含有紫外线和红外线，如果经常在阳光下看书，眼睛受紫外线刺激过多，结膜和角膜有可能会受到损伤，从而出现眼睛刺痛、流泪、怕光、睁眼困难等症状。红外线的穿透力比紫外线更强，如果眼睛受红外线刺激过多，视网膜易损伤。

合理使用电子产品才能不伤眼

电子产品已经成为我们生活中必不可少的一部分，从电视机到电脑，再到平板电脑和手机，我们每天都在接触各种各样的电子产品。各类电子产品的产生，的确给予了孩子们很多新颖的学习方式和学习渠道，特别是在新冠疫情需要居家学习的那段时间。但长时间紧盯电子屏幕，如果不注意正确用眼，很容易形成假性近视，并逐步发展成真性近视。前面我们谈到过，接触电子产品并不是导致孩子近视的唯一原因，而真正导致孩子近视的原因是长时间、不间断地近距离用眼。因此，使用电子产品的时候只要注意合理用眼，并不会导致视力明显下降。孩子在使用电子产品时若能做到以下几点，对保护眼睛十分有利。

- 尽量选择屏幕较大的电子产品，推荐顺序为：投影仪、电视、电脑、平板电脑，最后为手机；尽量选择屏幕分辨率较高的电子产品；电子屏幕亮度要适中，房间光线要调好；保持正确的学习姿势。

- 观看电子屏幕的用眼习惯最佳建议是：看屏幕 20 分钟后，抬头眺望约 6 米处至少 20 秒，并合理控制电子产品的使用时间。

- 不要长时间、不间断地使用电子产品，一般 40 分钟左右就要休息或远眺 15 分钟。如果条件允许，可以去户外活动 15 分钟。

- 使用手机、平板电脑时，尽量有意识地多眨眼，并且要把眼睛完全闭上再睁开，保证泪液充分湿润眼球。

"三个 20" 护眼法则，有效护好眼睛

近距离用眼时间过长是导致孩子过早发生近视的重要原因，这是因为近距离用眼时，睫状肌持续性收缩，时间一长就会造成视疲劳。视疲劳的主要症状是眼睛干涩疼痛、头痛、注意力不集中、畏光流泪、视物模糊，不仅会造成用眼不适，影响学习效率，还会加快近视的发生、发展。

孩子正处于发育期，且学习任务比较重，要想远离近视，关键是用眼后让眼睛得到恰当的休息。对于眼睛来说，近距离用眼就是在紧张工作，眺望远处就是在放松休息。

"三个 20" 护眼法则起源于美国，即用眼20分钟后，注视20英尺（约6米）外的物体至少20秒。注视时不要眯眼，也不要眨眼，要认真注视物体的形状、轮廓和细节，使眼睛处于一种活动的状态。

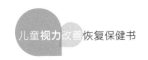

晚上学习后，缓解视疲劳的小妙招

孩子们的学业比较重，很多孩子放学回家后已经天黑了，作业就只能在晚上完成。晚上光线比较暗，因此看书、写字等持续近距离用眼的时候，更要做到劳逸结合。家长应为孩子布置好合适的用眼环境，光线一定要明亮柔和，不能太亮，也不能太暗，并为孩子准备一盏护眼台灯，台灯放置在桌子的左上角。告诉孩子看书、写字时要保持良好的读写姿势，每隔20分钟一定要休息5~10分钟。天气比较干燥的季节，建议在孩子写作业的房间放置一台加湿器，这样有利于避免长时间读写造成的干眼症。

好视力离不开好睡眠

我们都知道睡眠对身体有着重要的影响，充足的睡眠有助于提高人体抵抗力，让人们有足够的活力来对待每一天的学习和工作，睡眠不好的话不仅会情绪失控、学习效率低下，还容易患上各种疾病。睡眠对成人很重要，对

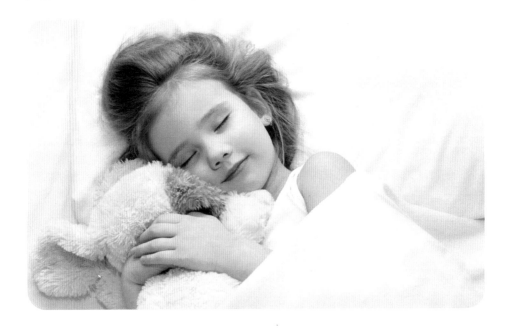

孩子更是有着不可预估的影响。

现在的学生，学习压力普遍都很大，很多家长为了不让孩子输在起跑线上，让孩子参加各种培训，孩子的家庭作业负担也越来越多。为了能完成任务，他们就只有牺牲睡觉的时间，这样对孩子的生长发育造成了一定程度的损害，对眼睛的损伤也比较大。

眼睛在睡眠状态下，肌肉放松最充分，最易消除疲劳。同时，在睡眠时体内分泌激素增多，这对儿童的生长发育也很重要。若睡眠时间不足，无法保证眼睛得到充分休息，不利于缓解视疲劳，从而导致视力低下。有关数据显示，睡眠时间不足9小时者比睡眠时间达9小时者，患上近视的风险增加9.04倍。此外，睡眠不足还可能引发多种健康问题，如记忆力衰退、反应迟钝，免疫力也会下降，阻碍生长期身高增长，增加超重肥胖的发生风险等。

那么，孩子每天睡多长时间才算睡眠充足呢？一般来说，幼儿园儿童每天要睡11小时以上，小学生每天睡眠时间要达到10小时，初中生至少要睡足9小时，高中生至少要睡8小时。保障儿童青少年充足的睡眠时间，能让眼睛得到充分放松、休息，有利于预防近视。

有的家长可能会问，孩子每天睡觉前都很兴奋，难以很早入睡，怎么才能帮助孩子养成良好的睡眠习惯呢？要想让孩子获得良好的睡眠，首先不能让其熬夜，作息时间应相对固定。其次，白天要保持一定的运动量，保持适量的运动是增加夜间睡眠时间的驱动力，运动方式以有氧运动为宜，跑步、跳绳、踢足球等都可以。这样不仅能增强孩子的体质，还有利于保护孩子的视力。

孩子的房间多用彩色来装饰

眼睛喜欢色彩，幼儿尤其需要五彩缤纷的环境来促进视细胞色觉的发育，所以家长可以把孩子的房间装扮得丰富多彩一些。孩子的房间除天花板是白色的以外，墙壁可以刷成淡黄色、淡蓝色、淡绿色、淡粉色等温馨柔和

的颜色。淡黄色可以使
人心情振奋，淡蓝色和
淡绿色可以让人心情平
静，淡粉色可使人感觉
温馨、甜蜜。儿童房内
摆放的物体，也要有鲜
明而不刺眼的色彩。室
内可以布置一些蓝天、
大海等图画，蓝色是公

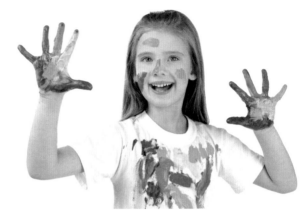

认的有益眼睛的颜色。墙上可以挂一些远景的图画，如远山、森林、湖泊、
河流、草地、花园等自然风光图画，这种类型的图画有利于孩子远眺，使眼
睛得到放松，也有利于心情舒畅。

正确做眼保健操

儿童青少年近视的原因大多是不良用眼习惯，眼睛疲劳过度，使眼球的
轴长变长，平行光线聚焦于视网膜之前，从而引发近视。眼保健操是根据中
医推拿、穴位按摩，结合医疗体育综合而成的一种有效按摩疗法，可以刺激
神经，促进眼部血液循环，松弛眼内肌肉，能有效缓解眼睛疲劳。因此，做
眼保健操在一定程度上可以预防近视的发生。当然，由于眼保健操不能改变
眼球的轴长，因此不具有治疗近视的作用。

之所以有些家长认为做眼保健操没有效果，可能存在以下原因：一是
很多孩子不能正确找到穴位；二是孩子每天做眼保健操的次数太少。一般来
说，每天坚持做3~4次，每次5~10分钟比较合适。

第一节：按揉攒竹穴

穴位定位：攒竹穴位于眉毛内侧边缘凹陷处。

操作方法：用双手拇指螺纹面分别按在两侧攒竹穴上，其余手指自然放松，指尖抵在前额上。随着音乐有节奏地按揉穴位，每拍一圈，做四个八拍。

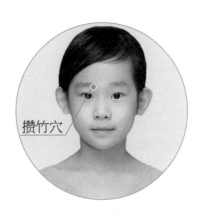

攒竹穴

第二节：按压睛明穴

穴位定位：睛明穴位于内眼角稍上方凹陷处。

操作方法：用双手食指螺纹面分别按在两侧睛明穴上，其余手指自然放松、握起，呈空心拳状。随着音乐有节奏地上下按压穴位，每拍一次，做四个八拍。

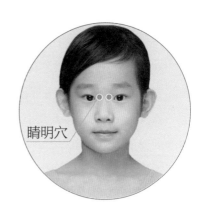

睛明穴

第三节：按揉四白穴

穴位定位：四白穴位于瞳孔直下，颧骨上方凹陷处。

操作方法：双手食指和中指并拢，按压在鼻翼上缘两侧，食指不动，中指和其他手指缩回呈握拳状，拇指抵在下颌凹陷处。伴随音乐按揉穴位，每拍一圈，做四个八拍。

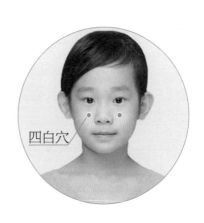

四白穴

第四节：按揉太阳穴——刮上眼眶

穴位定位：太阳穴位于眉梢与外眼角中间向后一横指凹陷处。

操作方法：双手拇指按在两侧太阳穴上，伴随音乐按揉四圈。然后拇指不动，用食指的第二个关节内侧稍用力从眉头刮至眉梢，连刮两次，交替做四个八拍。

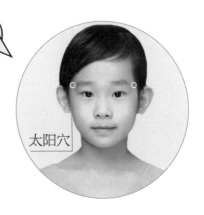

太阳穴

第五节：按揉风池穴

穴位定位：风池穴位于后颈部，两条大筋外缘陷窝中，与耳垂平行。

操作方法：用双手食指和中指的螺纹面分别按在两侧风池穴上，其余三指自然放松。随着音乐有节奏地按揉穴位，每拍一圈，做四个八拍。

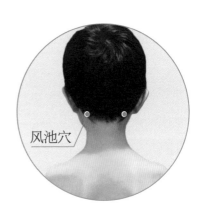

风池穴

第六节：揉捏耳垂，脚指抓地

操作方法：用双手拇指和食指的螺纹面捏住耳垂正中的眼穴，其余三指自然并拢弯曲。随着音乐，用拇指和食指有节奏地揉捏穴位，同时用双脚全部脚指做抓地运动。每拍一次，做四个八拍。

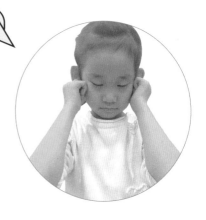

护眼小课堂

做眼保健操的注意事项

1.做眼保健操时，将双目闭合，不应睁眼。

2.剪短指甲，保持双手清洁。

3.按揉穴位要正确，手法要轻缓，以有酸胀的感觉为度，不要过分用力，以免擦伤皮肤与眼睛。

常带孩子放风筝

造成儿童近视的主要原因是近距离、长时间用眼，因此需要增加远眺频率，放松眼球，调节眼部的肌肉和神经，消除视疲劳，以达到保护视力的目的。

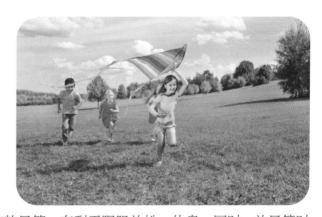

放风筝时需要抬头，眼睛专注地盯着远处高空的风筝，有利于眼肌放松、休息。同时，放风筝时精神专注，可排除杂念，有利于训练孩子的专注力，还能放松心情，释放压抑的情绪。此外，由于孩子的课业比较繁重，要经常坐着看书、写字，放风筝时可以保持颈椎、脊柱的肌张力，有利于颈椎、脊柱的生长发育。但放风筝时要注意安全，最好选择郊区宽广、平坦的田野或市内的广场、运动场等，不要去宿舍楼、办公楼顶，或安装有高压输电线的地方。

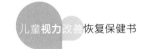

各国预防儿童及青少年近视的小妙招

近视率持续升高，且越来越低龄化，儿童及青少年近视已经成为全球关注的问题。事实上，近视防治，防胜于治。我们可以来了解一下其他国家预防儿童及青少年近视的小妙招，从而帮助孩子养成良好的用眼习惯。

● 德国：每天运动眼肌，让孩子戴上"巫婆眼镜"

德国学生的近视率一直控制在15％以下，最重要的原因就是德国人从小就注重提高孩子的自然视力。德国儿童青少年眼睛保护专家认为，自然视力是否能够得到提升，关键在于能否坚持长期练习。眼肌过度疲劳是导致儿童及青少年近视的主要原因，积极锻炼眼肌不仅不易近视，还有助于提高视力。因此，德国的学校推广做眼肌操。

第一节 晶状体操	双手托腮，让眼球先顺时针转动10次，再逆时针转动10次。然后举起左手向眼睛左前方伸直，看清手掌手纹后，再看向3米外墙上挂着的一幅画，目光在两者间快速移动20次。
第二节 按压操	用手指指腹轻轻按压眼部周围穴位，并配合腹式呼吸。呼吸的同时，颈部及肩膀自然放松。

做完这套操大概需要5分钟，每天上、下午各做一次，晚上睡觉前再做一次。

为了提高孩子的自然视力，德国的学校还会定期举行"望远"活动，孩子们经常在走廊、公园、山上等凝视远处绿油油的田野，或者眺望大山。

此外，德国的学校在小学一年级开学时，就会让学生戴上"巫婆眼镜"。"巫婆眼镜"是由德国的眼科专家设计的，它有各种奇特造型，或是把眼镜镶嵌在巫婆面具上，或是在眼镜的边框上设计一对向上翘的黑色眉毛，或是在眼镜上方安装一个黑色的骷髅。孩子们戴上"巫婆眼镜"后，可以体验到近视的不适和戴眼镜给生活带来的不便。因此，德国的中小学生都很爱护自己的眼睛，很少有人戴眼镜。

● 日本：限制电游时间，注重正确的读写姿势

日本的家长非常注重保护孩子的视力，他们认为玩电子游戏最伤害视力。近年来，很多家长开始限制孩子玩游戏的时间，只许周末玩一次，一次不超过半小时，或每周玩两次，每次不超过15分钟。总之，一周内玩游戏的时间不能超过半小时。

此外，日本的家长非常注意纠正孩子的读写姿势。日本许多家庭都购买了专门的学习桌，配有专门的书架和灯具，灯的角度、亮度、与桌面的距离等都经过严格计算，全方位保护孩子的视力。日本很多学校的课桌椅高度都是可以调整的，这样可以保证不同身高的孩子都能保持眼睛和书本之间的合适距离。

● 美国：学校和家长联合制定"8 项注意"保护视力

在美国，为了保护下一代的视力，学校及家长联合起来，制定了保护孩子视力的"8项注意"。

- 进行电脑屏幕阅读或书面阅读时，每隔半小时闭眼休息 2 分钟。
- 在阅读过程中，常眨眨眼睛，以保持眼球湿润。
- 室内光照应充足，建议使用全光谱灯泡，特别是使用电脑的时候。
- 使用防眩屏电脑显示器，以防止显示器伤害眼睛。
- 显示器与眼睛保持 45~76 厘米的距离。
- 显示器屏幕中心点最好低于双眼平面 10~20 厘米。
- 室外阳光过强时，一定要戴太阳镜。
- 每晚保证至少 8 小时睡眠。

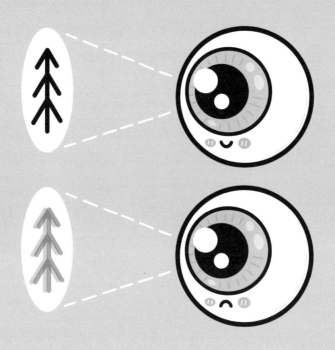

第 5 章

孩子 近视了怎么办

近视虽然不可逆，但是可控。一旦发现孩子有不自觉地眯眼、经常揉眼睛，或不由自主地凑近看等动作，就要赶紧带孩子去医院进行检查，遵循医嘱，做好相应的防控措施，从而有效防止近视的发展。

一旦看不清黑板了，需要到正规医院检查

前文中我们谈到过，孩子视力下降会出现一些征兆，如果发现孩子看远处事物的时候模糊，喜欢眯眼看东西，看不清黑板，甚至看书、写字的时候眼部出现酸胀、疼痛感等眼部疲劳的表现，家长应考虑孩子的眼睛有近视的可能。儿童及青少年的近视分为假性近视和真性近视。假性近视是由于长时间近距离用眼等，使负责调节晶状体的睫状肌痉挛了，晶状体变凸不能迅速恢复造成的，将导致一过性的视力下降。如果假性近视没有得到及时治疗，就会造成眼轴变长，进而演变成真性近视。假性近视并不是真的近视，只是一种近视现象，经过休息和治疗后，眼睛的睫状肌还能恢复弹性而变得松弛，眼轴也能恢复到正常的长度，近视现象也会随之消失，视力恢复正常。如果直接通过电脑验光就让孩子佩戴近视眼镜，很容易导致假性近视转变成真性近视。所以，当孩子开始看不清黑板时，家长一定要带孩子到医院进行检查。

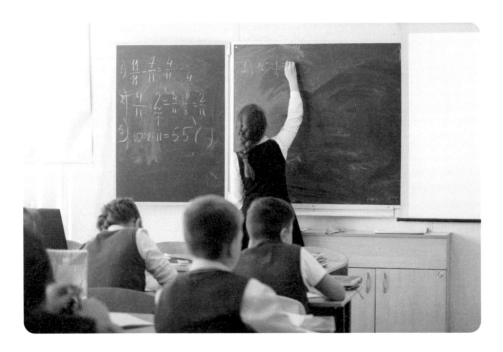

如何看懂验光单

大部分家长拿到验光单后都会一头雾水，根本看不懂上面的内容。验光单一般由各种符号和数据组成，要想看懂验光单，先要弄懂验光单上各个符号所代表的意义。

字符	中文名称	备注
R（Right）或 OD	右眼	
L（Left）或 OS	左眼	
S（Sphere）、SPH、DS	球镜	近视或远视度数，"+"代表远视，"–"代表近视
C（Cylinder）、CYL、DC	柱镜	散光度数，默认为负值
A（Axis）、AXI、X	轴位	散光的方向
PD	双眼瞳距	左右眼瞳孔中心点间的距离
V（Vision）、VA	矫正视力	
AVE（Average）	平均值	多次验光的平均值

值得注意的是，电脑验光度数不等于近视度数，不能仅凭电脑验光单上的数据作为配镜的处方。电脑验光只是医学验光的其中一项检查，孩子的眼睛状态、视疲劳情况、检查环境都可能影响到电脑验光的结果。同样的电脑验光，因个人的调节能力不同，最后的验光结果也是有差异的。专业的医学验光不仅需要包含电脑验光，还需要眼科医师丰富的临床经验，根据孩子的年龄、生活习惯、眼部情况、插片试戴镜架等进行综合检查，才能确定最适合孩子的验光矫正度数。

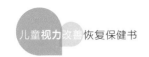

家长需要了解的近视矫正方法

近年来，我国近视人数呈爆发式增长，近视率位居世界之首。据国家卫生健康委员会统计，2020年我国儿童及青少年总体近视率高达52.7％，儿童及青少年的视力健康正面临着前所未有的威胁。

近视不仅给生活带来极大不便，而且随着近视度数的加深，黄斑出血、黄斑变性、视网膜脱落及其他眼部并发症的发病率也显著提升。因此，一旦发现孩子出现真性近视，家长要及时帮助其进行矫正，否则视力会下降得更快，甚至还会引发各种眼部并发症。

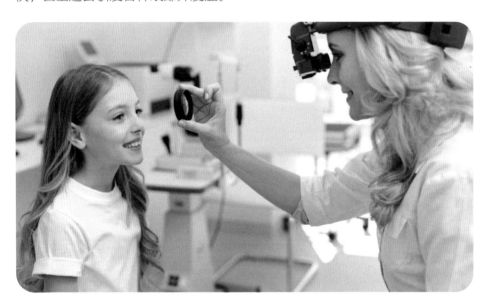

目前，近视的矫正方法主要有以下几种。

● 框架眼镜

框架眼镜是大家最熟悉，也是最普遍使用的一种近视矫正方法。框架眼镜本身是一种凹透镜，通过矫正眼睛的屈光度，使物像重新聚焦在视网膜上，其费用较低，安全性较高，摘戴比较方便，清洗简单，适合绝大多数近视患者。但近视镜片是一种凹透镜，通过凹透镜看到的物体比真实的物体实际上要小，而且因为框架的影响，视野也会受到一定限制，对于爱运动的孩子来说，框架眼镜还存在破裂的风险。

● 隐形眼镜

隐形眼镜也叫角膜接触镜，是一种戴在眼球角膜上，用来矫正视力的镜片，根据材料的软硬不同，其又可分为硬性、半硬性、软性等。

隐形眼镜与框架眼镜相比，其优点如下。

- 隐形眼镜没有镜框的阻碍，几乎没有重量，不会影响戴镜者的外观，比较适合爱美人士，也不存在破裂风险，尤其适合爱运动的人士。
- 隐形眼镜无任何遮挡，不会出现视野限制。
- 框架眼镜属于凹透镜，成像比真实物体要小；而隐形眼镜可以改善镜片棱镜效应，成像差小，看到的物体更真实。

当然，隐形眼镜也有它的缺点。儿童还处于生长发育阶段，眼睛未发育完全，眼轴还未定型，长期佩戴隐形眼镜容易对角膜造成损伤，可能导致角膜缺氧、干眼症、视疲劳等。而且隐形眼镜需要每日清洗和消毒，佩戴时也比较烦琐，对于缺少自我保健知识与自理能力的儿童来说，很容易出现镜片清洁不到位，引起蛋白质沉淀、细菌滋生的情况，从而导致角膜水肿、角膜新生血管反应等。因此，一般不建议儿童佩戴隐形眼镜。

● 角膜塑形镜

角膜塑形镜全称为角膜塑形用硬性透气接触镜，俗称"OK镜"，是一种通过特殊设计制作的硬性高透氧的隐形眼镜。这种眼镜可以重塑角膜的形状，通过改变角膜的形态消除眼睛的屈光不正，并且可以提高裸眼视力。

角膜塑形镜最大的优点是可以遏制近视的迅速发展，阻止儿童及青少年由低度近视向高度近视发展。角膜塑形镜还能快速提高近视患者的裸眼视力，晚上佩戴，白天取下眼镜后一般可保持一天清晰的裸眼视力，可以满足某些特定的职业需求。

角膜塑形镜对近视度数、年龄、眼部条件等有一定要求，费用昂贵，护理和清洁工作比普通隐形眼镜的要求更严格，且睡觉的时候佩戴角膜塑形镜会导致角膜处于一种生理性缺氧的状态，如果日常护理不当，很容易造成角膜感染和溃疡。

● 手术矫正

近视的手术治疗，目前主要有两种方式。

第一种是角膜屈光手术，目前较常见的是准分子激光手术或飞秒激光手术，其原理是通过准分子激光或者飞秒激光的手段切削角膜的基质层，改变角膜的屈光半径，从而达到矫正屈光不正的目的。这是最早用于治疗近视的一种方法，激光手术技术相对成熟，手术操作风险降低，效果显著，所以目前应用还是比较多的。

第二种是眼内屈光手术，包括晶状体眼、人工晶状体植入术或者晶状体置换术，是指在眼内重新植入一枚人工晶状体，改变眼睛的屈光状态，从而达到矫正视力的目的。

需要注意的是，孩子正处于生长发育阶段，眼睛没有发育完全，并不适合通过手术来矫正视力，通常需要等到孩子成年以后再进行手术矫正。

近视多少度应该戴眼镜

儿童近视是否需要佩戴眼镜，取决于其近视程度。当孩子视力下降时，需要先带孩子到专业的眼科门诊进行裸眼视力测定，判断裸眼视力是否达到相关年龄标准。如果不能达标，则需要进行散瞳验光检查，通过散瞳，可以充分地放松睫状肌，暴露其真实的屈光度数。

散瞳验光后如果确定是假性近视，一般不需要佩戴眼镜，让孩子保持良好的用眼习惯，不要长期接触电子产品，避免长时间、近距离用眼等，防止加重视疲劳。如果确定是真性近视，眼轴已经增长，一般情况下，100度以下可以先观察，通过改变用眼习惯来矫正视力，100度以上则要考虑通过佩戴眼镜来进行适配矫正治疗，以提高矫正视力，保证眼睛在正常的屈光状态下生长发育，避免近视度数的进一步增加，以及高度近视或病理性近视眼底疾病的发生。当然，具体近视多少度应该佩戴眼镜，医生会根据孩子的具体情况给出合理的建议，家长听取医生的建议进行配合治疗即可。

如何把握眼镜的度数

有的家长带孩子配镜时，会要求将眼镜度数配得比实际度数低一点儿，以免孩子的眼睛习惯了较高的度数，以后度数会越来越高。还有的家长恰恰相反，担心孩子看不清楚，希望把度数配高一点儿。其实这两种做法都是不可取的。配镜的目的在于矫正视力，让双眼看得更清晰自然。如果配镜的度数不足，孩子必须用力眯眼才看得见，那么负责调节焦距的睫状肌会因过度调节而持续痉挛，久而久之眼睛很容易疲劳，导致视力下降得更快；如果盲目追求配镜的矫正视力达到1.2，甚至有的家长要求达到1.5，也会由于度数过高使睫状肌增加调节，同样容易造成视疲劳，使度数加深过快。

近视配镜应以较小的度数达到较好的矫正视力为原则，比如戴175度或200度的近视镜，矫正视力都能达到1.0时，应选择175度的近视镜。一般来

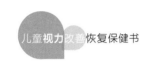
说，较好的矫正视力是指矫正视力达到1.0，不要为了让矫正视力达到1.5而无限制地增加度数。当然，配镜时测出来的度数还要通过试戴进行测试，以确定度数是否合适。

要重视试戴，不可敷衍了事

经过散瞳验光查出度数后，验光师一般会让孩子戴上试镜架，以确定所验度数是否合适。试镜架是验光配镜的基本工具之一，它的外形是一个眼镜架式的框架，在框架两个圆圈的正面各配设两个可夹装验光镜片的座脚。对于初次配镜者和度数变化较大者来说，刚试戴时眼睛会不舒服，这是正常现象。一般来说，试戴时间以10～20分钟为宜。如果刚试戴时不舒服，过一会儿又舒服了，说明度数是合适的；如果试戴一会儿后出现眼睛发胀、头晕、看久眼睛会疲劳等，说明所验度数不太合适，需要验光师重新调整度数。试戴时不要过于着急，要试戴一段时间后，才能感觉出是否真的合适。有的孩子耐性稍微差一些，往往戴上试镜架后随便看一看就觉得可以了，这样容易造成眼镜做好以后，戴几天又不合适的情况。

试戴时还应多走走看看，远处、近处都看一看，看视物是否清晰；走一走，转一转，看地面是否平整，走动时会不会头晕。年龄较小的孩子可能无法清晰、完整、全面地表达自己的试戴感受，家长要配合验光师仔细询问孩子试戴时的感受，以确定是否需要调整度数。

帮孩子选一副合适的眼镜很重要

科学验光是视力矫正的基础，镜片是近视防控的灵魂，镜架则是这一切的载体。因此，要想帮孩子挑选一副合适的眼镜，镜架和镜片的选择也很重要。

● 如何挑选镜架

儿童处在生长发育的关键时期，眼睛比成人更敏感、更易受影响。而眼镜的重量直接作用于鼻梁，若是过重，容易造成鼻梁骨酸痛，严重的还可能导致鼻骨变形，对耳朵也会造成不当的压迫。而且，大多数儿童都好动，若挑选了不合适、易折断的镜架，有可能会给孩子带来伤害。

因此，儿童佩戴的镜架要轻便、安全、坚固耐用，并且不易滑落，最好能配合孩子的脸形，并考虑孩子的活动情况，选择一个镜框适中、适合鼻梁发育的镜架。如果孩子的近视度数比较高，可以选择小一点儿的镜框以减轻眼镜重量，还可以选择有鼻托的镜框，以减轻鼻梁的负重。

有很多家长为了省钱，会购买大一号的镜框，让孩子长大后仍然可以佩戴，这样做是不对的。镜框不能太大或太小，如果镜框太大，佩戴后会不稳定，而且容易滑落，从而导致镜片光学中心与瞳孔中心偏离，影响成像效果，时间久了可能使近视程度加深；如果镜框太小，则会造成边缘视线受阻，从而影响视野，还会在孩子的脸颊上留下压痕。眼镜尺寸取决于眼窝的尺寸以及配戴者双眼之间的距离，同时不得高过眉毛或宽过脸颊，然后根据配戴者的脸形进行调整，使眼镜和配戴者的鼻形、耳形相吻合。

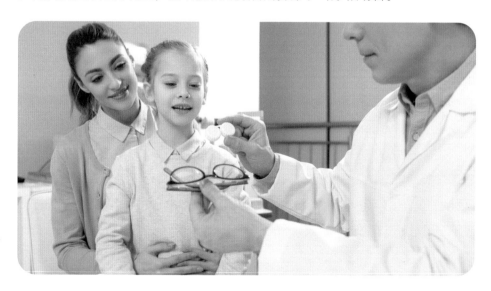

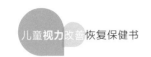
镜框材质方面，应重点考虑材质轻且结实的。大多数孩子顽皮好动，对眼镜的摘戴、摆放不太在意。现在市面上有钛金属或超轻塑料材质的镜架，它们兼备了高硬度和超弹性的特质，不易损伤，也可以考虑选择镜腿无焊接点或可180度翻折的孩童专用框，以增加镜架的使用年限，并降低意外折断对孩子造成的潜在危险。对于较小的幼儿，可能需要采用弹性环带（运动带），将镜架紧扣在两耳之后的脑勺部位。

● 如何挑选镜片

镜片好坏是决定一副眼镜优劣的重要因素。镜片的种类按材质分，常见的有玻璃镜片和树脂镜片两种。玻璃镜片的优点是耐磨损、光学性能好、价格较低，不足之处是比较重、易碎；树脂镜片的优点是重量轻、不易碎、不压迫鼻梁，缺点是不耐磨

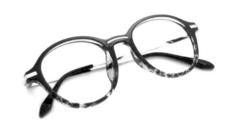

损、易变形、价格相对较高，但可以通过添加硬膜来提高镜片的硬度，使其耐磨损。考虑到儿童好动、安全意识比较弱，也不善于保护眼镜，建议给孩子选择树脂镜片，可以在此基础上添加硬膜、抗辐射及反射膜等辅助材料，以提高其耐磨损、防辐射、防紫外线的功能。

孩子佩戴眼镜的注意事项

正确佩戴眼镜不仅能帮助孩子矫正视力，让其视物更清晰，还能延缓近视的发展速度，使近视度数保持在较低水平。如果佩戴不正确，则容易导致眼睛酸胀、干涩及视疲劳等，也会使近视度数进一步增加。因此，对于刚配镜的孩子，家长需要提醒他们以下注意事项。

注意眼镜的保养	戴眼镜的孩子要注意保养好自己的眼镜，避免刮花。如果眼镜受损，会影响它的光学矫正功能，还可能对眼睛造成不良的影响。
不能戴别人的眼镜	有的孩子因为好奇去戴别人的眼镜，家长一定要告诫孩子不能这么做。每个人的度数、瞳孔距离、镜架大小等不同，儿童的眼睛调节能力又很强，如果戴别人的眼镜，时间长了可能会使眼睛受到伤害。
做剧烈活动之前摘下眼镜	在上体育课或做剧烈运动前可摘下眼镜，以免在运动过程中造成眼镜破损，导致意外发生。
定期验光	儿童及青少年眼睛处在发育状态，眼睛的屈光状态变化快，如果一两年都不做验光检查，度数变化了也不知道，还戴着以前的眼镜，这样就可能加重视疲劳，对眼睛有害无益。建议每半年到医院验光一次，如果度数有变化，要及时更换眼镜。

新配的眼镜需要一个适应期

一般来说，新配的眼镜都需要一个适应期，即使新眼镜和旧眼镜的屈光度数没有变化，但新旧眼镜的清晰度、透光率、前倾角、面弯曲、鼻托位置的高低等均有不同，眼睛也需要一定时间适应新环境。对于初次佩戴眼镜的人来说，甚至可能会在短期内出现头晕、看物体变形、地面凹凸不平等症状，这可能是眼睛对屈光矫正后的不适应性所造成的。新眼镜的适应时间一般需要7~15天，如果戴镜15天后还是有不适的感觉，就需要去医院查看眼镜屈光度数是否配得准确。

为什么近视度数会一直增长

一般来说，儿童青少年一旦发生近视，近视度数会逐年增长，直到成年后才会比较稳定。近视度数的增长与以下几个原因有关。

戴度数不合适的眼镜　　儿童青少年的眼调节功能相对较强，如果戴度数不合适的眼镜，会导致视疲劳，从而造成近视度数越来越高。

随着身体的生长发育而增长　　儿童青少年生长发育迅速，眼球会随着年龄的增长而发生变化，眼轴也会变长，近视的度数也会慢慢增长。

不正确的用眼习惯　　如果孩子近距离用眼比较多，户外活动比较少，用眼习惯不好，导致眼睛长期疲劳，近视度数也会增长得比较快。

家长需要明确的是，近视度数一直增长，并不是戴眼镜造成的。恰恰相反，如果没有配到合适度数的眼镜，使眼部睫状肌长期处于紧张调节的状态，反而会加快近视度数的增长。

框架眼镜的正确使用与护理

作为光学用品，孩子要知道眼镜的保养和镜片的维护方法。镜片很脆弱，一旦镜面有划痕，就会明显影响到光学矫正性能，不仅起不到良好的改善视力的作用，反而还会造成视疲劳。由于孩子年龄还小，家长应指导孩子正确使用和护理框架眼镜。

正确摘、戴眼镜	单手从一边斜向戴、摘眼镜是不好的习惯，这样容易造成镜架变形，家长从一开始就要注意纠正。正确的做法应该是双手齐用，各拿住一个镜腿，戴上或摘下。
眼镜折放有讲究	有的眼镜对镜腿折放的先后顺序有要求，比如需要先从左边镜腿折放，如果不按顺序折放，强行先折放右边镜腿，可能导致镜架歪斜、变形。另外，眼镜折好后，存放时不要让镜片接触桌面，以免镜片磨损。
选择硬质的眼镜盒	眼镜不用时，要将其存放在眼镜盒中。眼镜盒不宜过软，否则一旦受外力挤压，眼镜容易变形，尤其是玻璃镜片，还可能被压碎。
让眼镜远离高温环境	眼镜在高温环境下容易变形、开裂，或影响其光学功能，家长要提醒孩子不能将眼镜放在高温环境下，如夏天封闭的汽车内，或火锅旁。
掌握正确的清洗方法	有的孩子不注意卫生，镜片被手指印、油渍等弄脏了也一直戴着，看东西模糊了就用餐巾纸或衣角随便擦一下，这是不对的。镜片上有指纹等，需要用专用眼镜布擦拭，这样才能防止给镜片造成划痕或磨

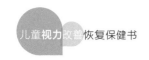
毛。眼镜脏了要及时洗干净，在家可用清水冲洗，有油渍可以加点中性清洁剂轻拭，然后用清水冲洗干净，最后用眼镜布轻轻擦干水渍。

**镜片损坏
要及时更换**

要注意观察镜片是不是有损坏、划痕或透光性下降的情况，若有上述情况，应及时验光，并更换新的眼镜。

全方位揭秘近视治疗"神器"——OK 镜

角膜塑形镜是由硬性隐形眼镜发展而来，英文为Orthokeratology，俗称OK镜。OK镜通过对角膜合理重塑形态，从而达到迅速、大幅降低近视度数的目的，是一种可以暂时提高裸眼视力的非手术矫正方法。OK镜真的能治疗近视吗？OK镜与普通眼镜有什么区别？OK镜适合儿童戴吗？关于OK镜的种种问题，本节将为您全方位揭秘。

● OK 镜能够治疗近视吗

OK镜采用高透氧性硬质角膜接触镜的材料制作而成，随着镜片材料的发展、电脑技术在镜片设计中的应用、角膜地形图的出现和验配技术的不断提高与突破，这一技术也在不断成熟和发展，现已成为比较流行的矫正、控制近视的"神器"。为什么说它是治疗近视的"神器"呢？因为它能缓解或控制近视度数增长。

OK镜一般在夜间进行佩戴，晚上睡觉时戴在眼角膜的前部，可以使眼轴缩短，角膜弯曲度逐渐变平，从而达到白天在不戴眼镜的情况下，患者的视力也能达到清晰的效果。因此，OK镜被誉为"睡觉就能矫正和控制近视"的技术。OK镜的大致原理其实和激光手术相同，只是激光手术属于永久性矫正，而OK镜属于作用于角膜表面的物理治疗方式，不会损伤角膜组织，但具有可逆性。

由此可见，OK镜能达到缓解或控制近视度数增长的作用，但并不能达到治愈近视的目的。

● 睡个觉就能看清，OK 镜为什么这么神奇

OK镜使用的是一种特殊的反几何设计，使用时将镜片贴附于角膜上，镜片与角膜外表面之间夹着一层分布不均的泪液，泪液的流体力学效应将角膜中央的上皮细胞向中周部牵拉。同时，当使用者闭眼和眨眼时，眼睑作用使得镜片中央对下方角膜施以一定的压力。这两种效应导致角膜中央曲率扁平，中央上皮层变薄，降低了眼球的屈光度，从而暂时提高裸眼视力。简单来说，就是通过夜晚使用OK镜时产生的外力，作用在角膜进行塑形，使角膜暂时性变平。孩子第二天早上睁开眼后，角膜的形状已发生改变，视力就会达到1.0甚至更高，几乎能恢复到正常的视力标准。坚持使用，久而久之，孩子近视的程度就能得到有效控制。这就是戴着OK镜睡个觉就能看清的原理。不过这种以机械压迫或按摩的方式，只是使角膜原有的形态发生暂时性变化，只能暂时降低近视度数，提高远视力。如果停戴，角膜形态和厚度将会恢复到原来水平。

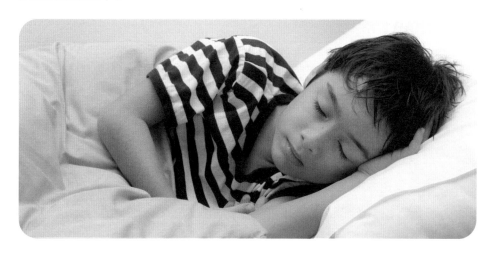

与普通眼镜相比，OK 镜有哪些优势

与普通眼镜相比，OK镜的主要优势是能够有效控制儿童青少年近视的进一步加深。孩子年龄还小，近视度数无法避免地随着年龄增长而增长。为了防止近视发展过快，很多家长会给孩子使用OK镜。相关数据显示，使用OK镜确实能够延缓近视度数的增长，可有效控制近视的发展。与框架眼镜相比，OK镜延缓速度的作用能达到40%～60%，这是因为OK镜可以使得角膜趋向于球面化，使射入的光线（不管是瞳孔中心处还是视网膜周围）可以在视网膜上形成清晰的焦点。孩子目视正前方和周边的时候均能看清晰，也就避免了过度使用眼调节功能，有利于控制儿童青少年近视发展的速度。

此外，OK镜使用的便捷性很高，只要在晚上戴8小时，白天就可以不用戴眼镜，对于孩子来说很方便。OK镜的透明度很高，虽然有一定的硬度，但透气性、透氧性很高，与普通成人戴的软性隐形眼镜是完全不同的，安全性远远高于普通的软性隐形眼镜，不会对角膜造成无法复原的损伤。但其价格比较昂贵，对眼部的卫生护理条件要求也比较高，后期需要遵循医嘱定期复诊，如果有使用需要，一定要在医生的指导下进行。

哪些孩子适合使用 OK 镜

既然OK镜有这么多优点，那么它适合所有孩子使用吗？OK镜的使用要求较高，要根据角膜硬度、角膜形状、眼压水平等来判断，需要视光师、眼科医生、角膜塑形镜验配师共同完成，在经过严格检查和实验成功后，根据眼睛各检查参数制作的镜片才可以使用。

这些孩子适合验配 OK 镜

- 平时运动多，有摘镜需求，年龄在 8 岁以上。

- 近视年龄早，近视度数增长速度较快。

- 近视度数不超过 600 度，散光度数不超过 150 度。

- 眼睛健康，无活动性眼疾，无角膜、结膜疾病。

- 依从性良好，卫生习惯好，能按照医嘱定期复查。

这些孩子不适合验配 OK 镜

- 年龄在 8 岁以下。8 岁前，孩子的眼睛发育并不完全，过早使用 OK 镜会对眼睛造成伤害。而且 8 岁前的孩子自理能力较差，使用 OK 镜难以保证操作规范和清洁卫生，可能带来额外风险。

- 近视超过 600 度，或散光超过 150 度。

- 患有各种眼疾，如干眼症、青光眼等。

- 眼压偏高者。

- 试戴 OK 镜后塑形效果较差。

- 个人卫生习惯差，不能坚持遵照医嘱的孩子。

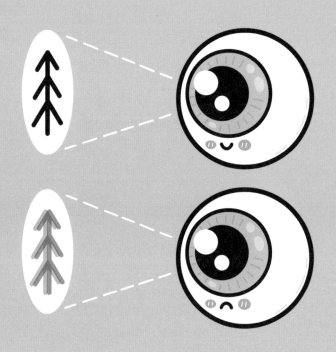

第6章

巧用科学方法
改善儿童视力

眼睛是"心灵的窗户"，呵护好孩子的眼睛，让他们拥有一个光明的未来，是所有家长的期盼。随着近视患病率的逐渐升高，近视可以称得上是眼睛健康的"头号杀手"，而近视重在预防。其实，我们平时多和孩子做一些护眼小游戏，就能有效消除视疲劳、预防近视。

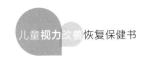

多种多样的眼肌训练，
轻松缓解视疲劳

近视的形成与眼肌长时间得不到放松有直接关系，通过一些简单易操作的眼部训练，放松眼肌，可以明显缓解视疲劳，从而延缓眼轴的增长，达到预防和控制近视发展的目的。

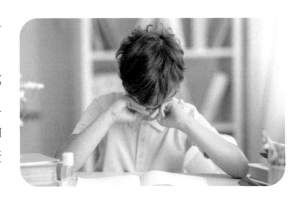

有名的贝茨视觉训练法

贝茨视觉训练法是由美国眼科医生贝茨创造的，使视力器官通过训练不断调整自身机制，用以减轻或消除因身心紧张而造成的眼肌疲劳，改善视觉功能，控制或治愈视觉疾病。

贝茨通过对大量视觉疾病患者的研究发现，视觉疾病虽然可以出很多因素引起，但是心理因素最为常见，其中身心紧张为最直接的原因。他认为，严重的精神负担会使人产生强烈的心理应激反应，并导致心理失衡，而精神紧张又会造成肌肉紧张，引起眼肌持续痉挛。如果长期在这样的状态下学习和工作，势必会加重视疲劳，引发多种视力问题。因此，视觉不良的人应积极调整自己的心理状态，缓解身心紧张，使眼肌松弛，改善眼球的调节功能。

贝茨视觉训练法的具体操作方法如下：

- 练习者舒适地坐在室外，面对阳光，微闭双眼，放松眼皮。缓慢地深呼吸，并放松全身肌肉，尽情体验阳光所传递的温暖且舒适的刺激。

- 缓慢而轻松地反复转动头部，转动的顺序为：上下—左右—顺时针—逆时针。

- 停止转动头部，继续沐浴阳光，放松眼皮和全身肌肉。

- 想象自己正在注视着远方的某个目标，而且看得很清晰、很轻松，不断变换目标的方向和距离，并想象仍然看得很清晰、很轻松。继续想象自己注视各个方向和不同距离的其他多种目标，并想象看得很清晰、很轻松。

- 想象自己正与朋友一起旅游，沿途的各种景色和物体都看得很清晰、很轻松。

- 缓缓地睁开双眼，起立，活动四肢，使全身肌肉都放松下来。

- 缓慢地进行若干次深呼吸，并眨一眨眼睛。

- 用双手轻轻地按摩脸颊、眼皮、颈部和双肩，进一步改善血液循环，使整个身心都放松下来。

　　贝茨视觉训练法主要是通过松弛、光照、运动和想象来完成的，坚持每天练习1次，阴天或雨天时暂停练习。一般经数次训练后，视觉功能就会有明显提升，非常适合假性近视者，更适合年龄稍大、有理解力、能掌握训练要领的孩子。

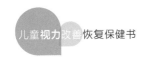

眼球也要做做运动

经常做一做眼球运动，可以缓解眼肌疲劳，恢复灵活扫视运动，改变目光呆滞的凝视动作。以下眼球运动可以让孩子常做。

上下左右训练法 ｜ 孩子平躺，在眼睛的上、下、左、右四个方向各选择一个参照物，然后按照上、下、左、右的顺序（也可更改顺序）依次看这四个参照物，一天锻炼20次左右即可。也可以让眼睛平视前方，然后向上望，再移回中间，做3次，按照此方法依次向下、向左和向右运动，尽量让眼球朝着每个方向拉伸，每个方向停留几秒即可。

远近树运动法 ｜ 让孩子站在一处有绿色植被的地方，找一前一后的两棵树，先看一会儿近处的树，再看一会儿远处的树。看的时候要尽量看清细节，如树叶的轮廓、形状、大小等，每次练习3~5分钟即可。

眨眼睛训练法 ｜ 让孩子多眨眼睛。这个训练随时随地都能做，经常眨眼睛可以刺激眼睛分泌泪液，保持眼球湿润，缓解眼睛疲劳、干涩等不适。

转眼球训练法 ｜ 将头部固定在一个点，然后眼球先向左转25下，再向右转25下，每天练习2~3次即可。

通过做眼球运动，提高眼睛活力

孩子每天读书写字的时间比较长，长时间近距离用眼会导致眼睛周围的肌肉紧绷，血液循环变差，眼球很容易出现酸涩、胀痛等症状。要想拥有好视力，经常活动眼球是很有必要的，这样不仅能提高眼睛活力，还可以放松眼肌，加强眼部血液循环。

写横"8"字

这项眼球运动，站着、坐着或者躺着都可以完成，头部保持不动，转动眼球即可，练习时也可以闭上眼睛。以鼻子为中心，双眼球做横"8"字形画大弧度动作，即有意识地让眼球围着眼眶转动。孩子在进行此项练习时，家长要告知孩子应速度适中，每次练习30圈。如果出现疲累感可暂停练习，或者每转动10圈休息片刻，再继续进行。每天练习3～5次，只要有时间，随时随地都可以练习。

转动眼球时，角膜与眼皮摩擦，利于泪液分泌，能够润滑角膜表面，同时还可以促进血液循环，增强眼部代谢及养分输送，达到明目亮眼的目的。此外，此项练习还可以调整左右视野的领域，活化双眼，进一步提高眼肌的协调性。该项练习作用于视力矫正已有多年，对缓解视疲劳、晶状体弹性减弱、眼压过高以及多种视网膜疾病等都有很好的疗效。

隐形"幸运草"

此项练习为眼睛定点看某个地方保持不动，转动颈部，同时用鼻尖凭空画出"幸运草"的图形。绕回到中心点后，再重复练习几次。当你能够顺利自然地画出"幸运草"时，就能感觉到颈部肌肉已经放松了。

此动作能放松颈肩肌肉，使颈肩不紧绷，血液循环更顺畅，眼睛能得到足够的滋养。同时，眼球水平定点的注视能力也能得到锻炼，从而让双眼同步不偏差地看清楚东西。如果孩子锻炼几秒就感觉眼睛酸涩，表明眼睛过度疲劳，家长应该让孩子暂停训练，适度休息后再继续。

"眼睛俯卧撑"消除视疲劳

一天中，支撑人体眼睛活动的眼肌需要工作10万次以上。试想一下，人在一天内行走1万步已不是易事，更别说10倍以上的运动量了。然而，我们的眼肌却在这样日复一日地辛勤劳作着。每天如此大量的运动一定会给眼肌带来巨大的疲劳。"眼睛俯卧撑"可以很好地缓解眼肌疲劳，让眼睛处于精力充沛的状态。具体操作如下。

- 第一步：用温水将毛巾充分浸湿，然后将其竖着叠成4块。

- 第二步：闭上眼睛，将叠好的毛巾放置于眼睛上，然后努力向上翻看6秒。此时，浸泡了温水的毛巾既可以增强眼部血液循环，又可以起到"哑铃"的作用，很好地锻炼支撑眼睛活动的6条眼肌。

- 第三步：依次向右、向下、向左翻看6秒，如此重复做5次。

初次尝试后，可以感觉到眼睛的张合会变得更加有力，眼睛得到舒展。如果能坚持做两周，就会切身感受到眼睛不再容易感到疲劳，眼部也会越来越舒适。如果手头没有毛巾，也没关系，可以闭上眼睛上下左右翻看几次。如此一来，眼睛底部的血液循环就会加快，视疲劳也会得到一定程度的缓解。

随时随地都能做的"眼内瑜伽操"

"眼内瑜伽操"是一种非常简单且能有效放松眼肌的新型眼球放松调节法。其具体做法如下。

- 第一步：伸出手掌，手掌距离眼睛 1 尺（约为 0.33 米）以内，能看清掌纹即可。
- 第二步：眼睛注视手掌 8 秒。
- 第三步：将视线转开，看 5 米外墙上的文字 8 秒（也可以看室外的树木、建筑物）。
- 第四步：继续注视手掌 8 秒。
- 两次注视为一组，每天练习 8~10 组。

看手掌时，属于近距离用眼，眼睛的调节系统处于紧张状态；看向远处物体时，眼睛的调节系统处于放松状态。如此反复练习，相当于调动了眼调节系统，使其不断紧张、松弛，可以达到预防近视的目的。

简单易学的晶状体运动操

常做晶状体运动操，让晶状体"动"起来。充分伸展晶状体，能消除视疲劳，恢复睫状肌的调节功能，可以有效缓解假性近视，非常适合中小学生。晶状体运动操有以下三种，可以选择其中一种或多种练习。

- 学习一会儿，先看近处 1~2 分钟，再看远处 1~2 分钟，反复几次。
- 学习半小时后休息几分钟，让眼睛分别凝视 0.5 米、2 米、4 米和 5 米以外的目标。
- 每天对 5 米外的远处目标眺望十几分钟，每天练习 3~4 次。

向远处眺望时，一定要有一个明确目标，可以选择某个建筑物或者某棵树等。如果没有吸引视觉聚焦的目标存在，就会形成空虚视野，双眼会不由自主地产生轻度调节和轻度集合，即产生轻度的近视，反而达不到放松晶状体的效果。

巧用手指运动缓解视疲劳

利用手指的远近、方向变化，让眼睛变得更灵活，可有效缓解眼肌紧张，消除视疲劳，此方法特别适合长时间近距离用眼或经常接触电子产品的人群。具体操作步骤如下。

- 第一步：抬头挺胸，身体面向正对面。
- 第二步：在两眼中央（脸部的正对面）30~40 厘米处竖立起一个食指，然后盯住指尖。

- 第三步：保持手指高度和身体状态不变，一边从1数到10，一边缓缓将食指移到眼前10厘米处。
- 第四步：再数10下，将食指慢慢往后移动，恢复到最初的位置。
- 重复第三步和第四步动作5～6分钟。

通过有意识地移动瞳孔转向鼻梁，可以缓解眼肌的紧张感。这个训练方法配合腹式呼吸效果会更佳，具体做法是鼓起肚子，将力量集中在肚脐位置，用鼻子深呼气，然后张开嘴巴缓缓将身体里面的浊气排出。这样做可以增加肺活量，使血液流到身体的各个角落，同时上半身会感觉到非常轻松。

此外，还有一种手指运动也能达到同样的效果，具体操作步骤如下。

- 第一步：双眼注视前方，在眼前30厘米处竖立起食指，然后缓缓将食指向上移动40厘米，盯着指尖从1数到10。
- 第二步：慢慢将食指移回到原来的位置，以同样的方法将食指向下移动40厘米，盯着指尖从1数到10。
- 第三步：慢慢将食指移回到原来的位置，然后将食指向右移动40厘米，盯着指尖从1数到10。
- 第四步：慢慢将食指移回到原来的位置，然后将食指向左移动40厘米，盯着指尖从1数到10。
- 按照以上步骤练习5～6分钟，一日2～3次，适当即可。

趣味动眼手指操

手指操是以手指为眼前的注视点，让眼睛近看和远眺交替训练，使眼内肌和眼外肌联合运动的一种眼保健操，它可以有效防治假性近视，尤其适合中小学生训练。其具体的练习方法有如下两种。

有远目标的手指操	把右手食指伸直，放在双眼下前方15～25厘米处。双眼交替注视眼前的手指和10米外的远处目标，远近各看10秒，每次各做10次即可。
无远目标的手指操	把右手食指伸直，放在两眼下前方15～25厘米处。如果室内没有10米外的远处目标，可以忽而看近处手指，忽而看想象中的远处目标；也可以同时将手指上下左右移动，两眼随手指而运动。此方法随时随地可做，简单易行，对锻炼眼外肌十分有效。

外斗训练好处多

外斗训练是通过眼外肌和睫状肌的被迫运动，改变眼球的球休结构，以达到调整眼轴、改善近视的目的。其具体做法如下。

- 第一步：两手食指竖立在眼睛正前方，指尖与眼睛平行。右眼看右手食指尖，左眼看左手食指尖。
- 第二步：右手食指向右移动，左手食指向左移动，双眼分别用余光观察两个手指。
- 每次可练习10下，每天可多次练习。

好玩的护眼游戏，
轻松改善孩子视力

简单好玩的护眼游戏，既能增进亲子关系，又能有效锻炼睫状肌，改善眼部调节功能，缓解视疲劳，保护孩子视力。家长们不妨和孩子一起来试试吧。

唤醒大脑活动，为视觉成像添活力

前面我们提到，眼睛之所以能视物，与大脑功能密不可分。为了让视觉成像更具活力，可以通过游戏锻炼大脑，这样既对孩子的大脑发育有帮助，又能保护视力。

● 通过游戏训练大脑记忆力

大脑左半球的记忆是"背记能力"，遗忘率很高；大脑右半球的记忆是"形象记忆"，它通过对物体形状、功能类型的辨识，有利于创造性思维和长久记忆。3岁以上的孩子已经有了形象记忆和类型识别的基础，家长可以通过游戏帮助孩子进行记忆训练。

细节描述游戏

把不同形状的物品放在不透明的布袋中，让孩子将手伸进布袋去触摸物品，然后描述每件物品的形状。通过细节描述，可以锻炼孩子大脑左半球的短时记忆能力。在游戏过程中，不能让孩子看布袋中的物品。

回忆游戏

和孩子一起找个舒服的姿势躺在草地上，用手蒙住眼睛，和孩子一起回忆以往有趣的事。家长可以通过说孩子的幼年趣事来勾起孩子的回忆，也可以用提问的方式提醒孩子回忆某些特别的场景，如"你还记得你3岁时的生日蛋糕是什么样子的吗""去年我们全家去了哪些地方旅行"等问题，让孩子打开记忆之门，锻炼孩子大脑右半球的长久记忆能力。

大脑融合游戏

大脑左右两个半球分工不同，因此功能也各不相同，我们可以通过一些小游戏，将大脑左半球的某些功能和大脑右半球的某些功能融合在一起。

找不同游戏

家长准备两张图片，图片上面有动物、食物等，一张图片上的内容少一些，另一张图片上的内容多一些。先拿出内容少的图片，让孩子将图片上的物品进行分类，并指出哪些是食物、哪些是动物。然后换另一张内容多的图片，让孩子说一说这张图片与上一张图片相比，多了什么。

放大和缩小游戏

带孩子去户外，用树叶在地上摆出一个巨大的图形，如汽车、花朵、房子等，或去沙滩上画出这些图形。然后用树枝将图形缩小为中等图，再用小草缩为小型图，最后用石头尽可能地将图形缩到最小。

色彩训练小游戏，提高视觉感受

我们之所以能看到五彩斑斓的世界，是因为我们的眼睛不仅能看清物体，还能分辨颜色。所以，我们的眼睛不只包括视力，还包括视觉。要想让孩子能够清晰地看到多彩的万物，不妨利用色彩训练小游戏来提高孩子的视觉感受。

在人类视觉器官的进化过程中，首先发展起来的是光觉和形觉，最后才是色觉。孩子在婴幼儿时期，色觉并没有发育完全，其具体的发展规律如下。

- 新生儿只对明暗度有感觉，可以给新生儿看些黑白色的卡片，增强其明暗感知能力。
- 宝宝到了 3 个月左右才会分辨红色和黄色，家长可以准备一些红色或黄色的玩具，来刺激宝宝的色觉发展。
- 半岁以后，宝宝不仅能够辨别红、黄两色，也会被绿色和蓝色吸引。
- 紫色是幼儿感受较晚的颜色，有些孩子到了 4 岁左右都不能辨认紫色。

因为孩子还喜欢明亮度高、纯色度高的玩具，所以除根据色觉发展规律，给予孩子视觉刺激外，家长还可为孩子准备一些明亮度高、纯色度高的玩具，来帮助孩子提高视网膜细胞的辨色力。抓住孩子的视觉发育关键期，进行色彩游戏训练，不仅可以提高孩子的色觉能力，还能促进孩子色觉系统的正常发育，增强视觉感受。

● 闭眼想象色彩游戏

在视网膜上的视锥细胞的作用下，人类不仅能够在明光下产生视力和色觉，还能分辨各种颜色的波长，从而让我们看到万紫千红的事物。引导孩子闭眼想象，尤其是闭着眼睛想象彩色的画面，可以提高其视力。因为闭眼想

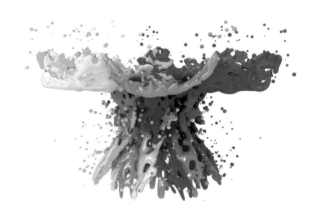

象色彩游戏不仅能够让疲惫的眼睛得到休息，还能直接让大脑发出指令去刺激视锥细胞，刺激神经细胞之间传递的灵敏性，提高视细胞的辨色能力。

让孩子闭上眼睛，一边听音乐，一边引导他把音符想象成五颜六色的小精灵在跳舞，高音是红色、黄色的小精灵，低音是蓝色、黑色的小精灵，中音是绿色的小精灵。在音乐声中让孩子想象出一幅图画，并鼓励孩子将想象的图形及颜色大声说出来。

● 蓝色海洋畅想游戏

白色素雅、红色热烈、黄色明快、绿色清新、橙色香甜、棕色浓郁，不同的颜色带给我们不同的视觉感受，其中蓝色是公认的能提高视力的颜色。蓝色海洋畅想游戏可以促进孩子蓝色视觉的发展，晚上可以把蓝色的小玻璃片、蓝色的透明彩纸或者蓝色的丝巾等放在灯管上，为孩子营造出一个蓝色的空间。让孩子闭上眼睛想象自己是一条鱼，正快乐地畅游在蓝色的大海里，周围有蓝色的珊瑚礁、长长的蓝绿色海草，一条小美人鱼游了过来，邀请自己一起去海底寻宝，前方出现了一个蓝色的宝箱，打开箱子，里面有一颗闪着明亮蓝光的蓝宝石，非常漂亮。

● 主题色彩游戏

主题色彩游戏是将一个主题内的所有物体统一成某一种颜色。家长可以先问问孩子喜欢什么颜色，如果孩子喜欢黄色，就让孩子闭上眼睛，把自己的鼻子想象成一把黄色的刷子，并把家中所有的物品都刷成黄色：黄色的沙发、黄色的桌椅、黄色的柜子，最后还可以把墙壁都刷成黄色，并且要让孩子大声地说出来，一只黄狗狗，一个黄娃娃，一辆黄汽车……年龄稍大一些的孩子可以一边讲故事，一边想象主题色彩。例如，今天我穿了一条红色的裤子，我手里拿着新买的红色足球，我来到一片红色的草地上，和小伙伴们快乐地踢足球，不一会儿就跑得满头大汗，抬头就看见了红色的太阳……

发挥想象力，有效改善视力

儿童时期是想象力最丰富、最活跃的时期，但家长总是喜欢给孩子"立规矩"。很多孩子学会拿笔后，就喜欢在墙上、地上涂鸦，家长们往往会大声斥责孩子："把墙弄脏了，不能在墙上乱写乱画！"不知不觉，孩子的创造力就这么被家长给扼杀了。通过想象力游戏，孩子的大脑不受规则的约束，处于放松状态，因此他们的创造力、视觉灵敏度得到提高，眼睛也能得到放松，变得更加明亮起来，孩子也会变得更加有活力。

● 隐形画笔游戏

让孩子手拿一支铅笔放在鼻尖附近，想象铅笔可以无限延长，可触及对面的桌椅。想象用铅笔作画，沿边缘画出想象中物体的轮廓。画画时不仅要移动眼睛，还要移动整个头部。每次只画一幅，无须完成一幅完整的画，也不需要画出细节，只要画出大概轮廓就可以。练习几次后，可以移走铅笔，想象鼻尖附近有一支隐形画笔，画远物时画笔可以延长，画近物时画笔可以缩短。在任何时间与地点，当眼睛看景物时，鼻尖附近的画笔就顺着景物的外缘描画，头部自然地跟着其转动。在课间、坐车时都可以画，和朋友聊天时也可以画朋友的脸、眼睛、嘴。这支隐形画笔可以是素描画笔，也可以是水彩画笔。也可以用隐形画笔来完成看图填色游戏。找一幅孩子喜爱的图画，让他看3分钟，努力记住画中物体的形状、细节；再让孩子闭上眼睛，想象他有各种彩笔，用隐形画笔来作图，并填上他喜欢的颜色。

这个游戏既能锻炼孩子眼睛的扫视运动功能，也能锻炼右脑的想象力和记忆力。做隐形画笔游戏时，孩子闭着眼睛，头部跟随鼻尖附近的画笔转动时，有利于放弃凝视习惯，放松颈部和眼肌，重新建立眼球扫视习惯，有助于预防假性近视。

● 掌心捂眼游戏

捂眼是一种古老的眼睛治疗法，当眼睛疲倦时，捂眼是最好的休息方法。闭上双眼，将掌心搓热后捂住眼睛，停止学习思考，任幻想遨游。当处于黑暗时，身心才能完全放松，外界光源的刺激被隔绝之后，视网膜细胞才能完全得到休息，而温暖的手掌能将能量传到眼睛。

家长可以挑选一些轻松的音乐，和孩子一起舒适地坐下来，让孩子先搓热掌心，再用双手捂住双眼。同时可以读书给他听，让他跟随书中的内容，在心里播放"电影"。也可以让一群孩子围成一圈躺在草地上，捂眼的时候轮流讲故事，或者描述心中所幻想的图画。

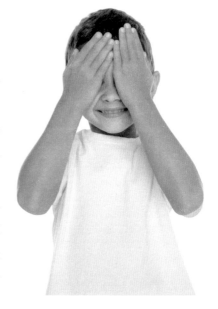

气味也是可以迅速打开孩子记忆之门的钥匙，家长可以和孩子躺在家里的床上做捂眼游戏。家长提前收集一些新鲜的花草和散发香味的面包、香皂等，等孩子捂住眼睛后，把这些东西放在他的鼻子旁，问他想起了什么。家长还可以用语言进行提示，例如，闻过青草后，可以想象下了一场雨，天晴了，阳光照在挂着水珠儿的草上；接着想象，在起伏的山峦上空，挂着一道弯弯的彩虹，空气多么新鲜；我们做个深呼吸，彩虹给我们一个多彩而绚烂的微笑。闻过树叶和花朵后，可以想象春天来了，轻风在白桦林间漫舞，你是一只快乐的小蜜蜂，带着"嗡嗡"的响声飞翔，落在苹果树上。看看窗外，一串白色花瓣温柔地掠过玻璃窗，一阵阵紫丁香的浓郁芳香飘进房间，你闻到了吗？

当脑海里出现这些画面时，孩子的眼睛如同看到了这些风景一样，充满了生机，眼睛得到了放松，有利于恢复视力。

趣味眼球转动游戏，明亮眼睛

现在的孩子在幼儿园时期就开始接触电子产品，经常用电子产品上各种类型的网课，导致他们的眼睛越来越疲劳。家长虽会时刻提醒孩子注意保护眼睛，却起不到很好的效果。那么此时不如和孩子做一些令他们感兴趣的护眼小游戏，使其在玩乐中保护视力，还孩子一双明亮的眼睛。

● 眨眼睛游戏

为什么美丽的眼睛眨一眨就显得更生动？因为眨眼是保护眼睛的必要动作。通过眨眼，可以把泪液送到眼球表面，使角膜保持湿润、光滑、透明。每一次眨眼后，视网膜上会有数百万条信息被送入大脑；而闭眼的瞬间，光线无法进入，可以让眼球在黑暗中得到瞬间的休息。当再次睁眼时，新的光线又进入眼内。眨眼时，眼睛能持续活动，使眼睛充满活力，看东西很清晰。

当人体处于警觉、紧张、生气、焦虑的状态时，或当眼睛专注于电脑屏幕时，常常忘记眨眼，强撑着眼皮到很疲倦时，才缓慢地眨一下，使眨眼的次数减少到每分钟12次以下，从而导致眼球干燥、角膜透明度降低、视力下降。让我们和孩子一起眨眨眼，做一个快乐的眨眼游戏，滋润眼球，减少眼干涩，以保护眼睛。

趣味眨眼亲子游戏：数到"3"用力眨眼

家长数数，孩子眨眼。具体做法是：每数到3的倍数（如3、6、9等）和带有3（如13、23、33等）的数字时，就用力眨眼。

● 各种球类游戏

球的形状和滚动性容易引起孩子的兴趣。玩球时，孩子的目光会随着球移动，无形之中锻炼了眼睛的扫视运动功能。当玩篮球、排球、羽毛球时，球运动起来的方向和速度不可预测，孩子在玩球的过程中可增加眼睛的超速运动，使眼睛更灵活。当眼球追随目标移动时，睫状肌不断地放松与收缩，从而缓解视疲劳。打乒乓球其实就是一种很好的护眼游戏，打乒乓球时，眼睛跟随球做远近交替运动，对缓解眼睫状肌痉挛、消除视疲劳很有帮助。当然，不管做哪种球类游戏，都是锻炼眼睛的好方法，因此家长要鼓励孩子多玩球类游戏，这样对消除视疲劳、预防近视和恢复视力很有帮助。

趣味乒乓球游戏

将乒乓球抛起，先用眉心接球。然后分别用耳朵、肩膀、膝盖等部位接球，反复练习。接下来，再用单眼分别练习。每天早晚各练习3分钟左右，坚持练习可有效提升立体视力、双眼协调能力、空间认知能力和神经反射能力。

● 转眼球游戏

眼球的周围有6条眼肌，它们两两对应，结为3对，来完成眼睛上下左右的运动。每对眼肌要肌力相当、相互协调，才能保证眼球位置正常、运动自如。转眼球游戏就是通过运动眼球的每条眼肌，均衡地增强每条眼肌的肌力，使它们能协调地工作。

家长一只手拿一支红色的笔，另一只手扶住孩子的下巴，防止他的头乱动。家长拿着笔，先按顺时针方向，右、下、左、上慢慢转一个圈，此时孩子的眼睛随着笔移动，眼球也做顺时针方向转动，转动速度需缓慢。需要注意的是转一个圈，而不是看右、下、左、上4个点。转眼球时，头始终朝前不动，只动眼球。向右转时，目光要尽量向右看，能看多远就看多远，但头不能向右转；向下转时要尽力向下看，但不许低头；向左看时也要极目而视，向上不能仰头。顺时针方向转完后，再按逆时针方向旋转。依孩子的年龄大小和耐力，顺时针和逆时针转动，每次做2~10圈。转动时可以播放音乐，或者家长轻声告诉孩子："往右看啦，那里有个小鸭子，看下面的花儿，左边来了条大黄狗，看见天上的星星了吗……"

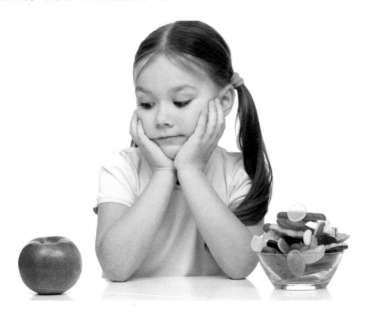

穴位按摩，**缓解视疲劳**

儿童青少年近视的主要原因是没有养成良好的用眼习惯，孩子学业较重，长时间近距离用眼很容易引起假性近视，进而发展成真性近视。通过按摩来刺激眼部穴位，改善局部血液循环，从而缓解视疲劳，可以有效预防近视和减缓近视的发展速度。

睛明穴——防治眼疾特效穴

睛明穴是隶属足太阳膀胱经的穴位之一，为手足太阳经、足阳明经、阴跷脉、阳跷脉之交会穴。"睛明"二字便是指五脏六腑之精气皆上注于目，因此睛明穴是防治眼病的第一大要穴。本穴位具有泄热明目、祛风通络的作用，能改善眼部血液循环，缓

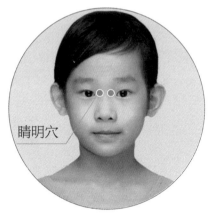

睛明穴

解眼睛干涩、视力模糊等病症，有利于缓解视疲劳。

穴位定位：位于内眼角稍上方凹陷处。

按摩方法：将拇指指腹分别放在鼻梁两侧的睛明穴上，按揉100～200次。在按摩睛明穴时，用力不宜过重，宜缓不宜急，两手用力的力度及速度应均匀对称。

功效：可防治视疲劳、近视、视神经炎、青光眼、夜盲等眼疾。

承泣穴——明目定神防近视

承泣穴属足阳明胃经，为阳跷脉、任脉、足阳明之交会穴。刺激本穴位可以起到散风清热、疏邪明目、通经活络的功效，还能减轻眼肌紧张和疲劳，改善眼调节功能，可预防近视，缓解眼部疲劳。

穴位定位： 位于面部，瞳孔直下，眼眶与眶下缘之间。

按摩方法： 用拇指指腹稍按揉承泣穴1～3分钟，以轻微酸胀为度，不可用力过猛。

功效： 散风清热，促进眼部血液循环，有利于缓解目痛、视物模糊，预防黑眼圈等。

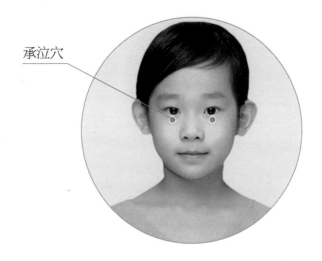

承泣穴

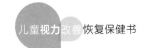
四白穴——祛风明目通经络

四白穴是胃经的重要穴位之一。所谓"四白"，就是"四方明亮"之意。通过对四白穴进行按摩，可以缓解眼肌疲劳，起到很好的眼部保健作用，还能促进面部血液循环，使皮肤变得红润光泽。常按四白穴能提高眼睛的调节能力，对于近视、色盲等眼疾很有疗效。

穴位定位： 位于瞳孔直下，颧骨上方凹陷处。

按摩方法： 用拇指指腹揉按四白穴60～100次，按摩力度先轻后重，轻重适度。

功效： 促进头、面部血液循环，改善视力，防治眼病。

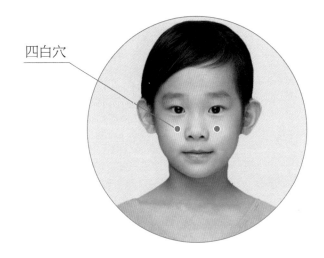

四白穴

瞳子髎穴——清肝明目防近视

本穴位居目外眦外侧，是足少阳胆经的常用腧穴之一，为手太阳、手足少阳之交会穴，具有疏散太阳风热、清泄少阳风火、清肝明目、通络止痛等功效，主治头痛、目赤痛、迎风流泪、视物不明等疾病。另外，经常按摩瞳子髎穴还能够缓解和预防远视不明的症状，对治疗白内障、目翳等眼科疾病也非常有效。

穴位定位：位于面部，目外眦外侧0.5寸凹陷中。

按摩方法：用一只手的拇指指腹按住瞳子髎穴，依次按顺、逆时针方向揉按，力度由轻至重。顺、逆时针各揉按20次。

功效：常按瞳子髎穴可祛风明目、通络止痛，能舒缓眼部不适，对治疗眼疾十分有效。

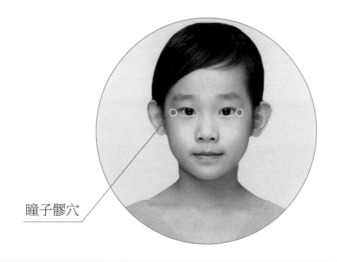

瞳子髎穴

太阳穴——缓解头目不适

太阳穴是经外奇穴之一，位于头部，皮下是三叉神经和睫状神经节的汇集处，其深处有脑膜中动脉、中静脉，深层脑组织是大脑颞叶，影响着头目感觉。经常按揉太阳穴，可以促进头部血液循环，防治由于各种原因引起的头痛、疲劳等现象，对于视疲劳、上火等原因导致的视物不清、眼干眼胀等可以起到缓解作用。

穴位定位：位于眉梢与外眼角中间向后一横指凹陷处。

按摩方法：用双手食指、中指指腹轻揉两侧的太阳穴5～10分钟，以头目舒适为度。

功效：经常按揉太阳穴有明目、疏通头部经络等多方面的好处，可以消除眼部的神经紧张和疲劳，还可缓解因眼睛疲劳而导致的头痛症状。

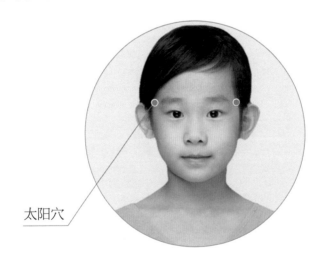

太阳穴

丝竹空穴——清利头目

　　丝竹空穴是手少阳三焦经的常用腧穴之一，也是三焦经上的末穴，是脉气生发之处，常用来治疗头痛、头晕目眩、目赤疼痛等病症。常按摩丝竹空穴能够促进眼部的气血循环，只要眼部的气血充盈，眼睛自然就不会出现疲劳、干涩等不适，所以能祛风、明目、止痛，有利于缓解眼干、眼痛、近视、青光眼等眼疾的症状。

　　穴位定位：位于面部，眉梢凹陷处。

　　按摩方法：用拇指指腹按揉丝竹空穴100～200次，力度不宜过重，以局部有酸胀感为宜。

　　功效：经常按揉丝竹空穴有散风止痛、祛风明目的作用，可有效缓解头痛、眩晕、目赤、视物不明等症状。

丝竹空穴

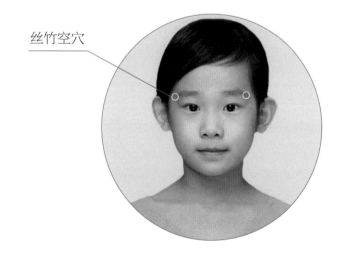

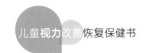
头维穴——醒脑明目

头维穴为足阳明胃经在头角部的腧穴，是足阳明胃经与足少阳胆经、阳维脉之交会穴，为治疗湿邪内侵头部的腧穴。常按头维穴可以醒脑明目、活血通络，有效治疗寒热头痛、目痛多泪、喘逆烦满、呕吐流汗、迎风流泪、视物不明、视力减退等症状。

穴位定位： 位于头侧部，额角发际上0.5寸，头正中线旁开4.5寸。

按摩方法： 用拇指指腹（或食指指腹）按摩头维穴3～5分钟。

功效： 按揉头维穴有清头明目、活血通络的作用，可以很好地改善头部供血。

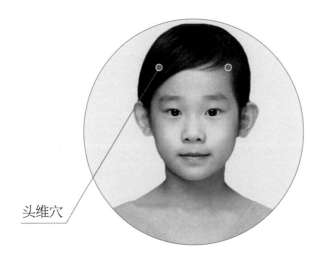

头维穴

印堂穴——通窍明目、缓解疲劳

印堂穴有提神醒脑、通窍明目的作用，经常刺激此穴可促进眼部血液循环，改善视疲劳、眼睛干涩、迎风流泪等症状，还可以促进脑部血液循环，增强大脑供血、供氧的功能，从而缓解疲劳，起到提神醒脑的作用。

穴位定位： 位于额部，两眉头连线的中点。

按摩方法： 用手指指腹揉按印堂穴2～3分钟；也可以用拇指、食指捏起两眉间的皮肤稍向上提拉，每次提拉50～100次。

功效： 按摩此穴可以起到醒脑开窍、疏风止痛、通经活络的作用，对头痛、头晕、视力减退等症状有效。

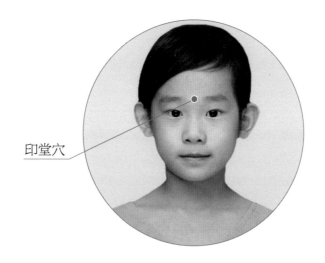

印堂穴

鱼腰穴——改善眼睛干涩、缓解视疲劳

鱼腰穴是眼周各个穴位中最敏感的一个穴位，穴下分布有丰富的神经，如眶上神经、面神经等，按摩此穴可以给眼周带来最强烈的刺激，对缓解眼周肌肉紧张、舒缓眼睛疲劳和酸痛有很大帮助，主治目赤肿痛、眼睑跳动、眼睑下垂、白内障、近视、急性结膜炎、面部神经麻痹、三叉神经痛等疾病。

穴位定位：位于额部，瞳孔直上，眉毛的中点。

按摩方法：将食指的指尖按压在鱼腰穴上，进行垂直点按，每次点按1~3分钟即可。

功效：按摩此穴可以起到镇惊安神、明目利窍、疏风清热等作用，可缓解眼干眼涩、目赤肿痛、视力模糊等现象，有利于缓解视疲劳，对近视、口角歪斜等疾病也有很好的调理作用。

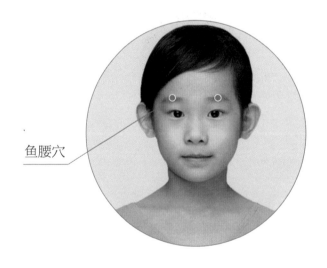

鱼腰穴

翳明穴——明目聪耳安心神

翳明穴属经外奇穴，具有明目聪耳、宁心安神的功效，主要用于治疗头痛、失眠、视力异常等疾病，经常刺激此穴能有效缓解夜盲、近视、远视、白内障等症状。

穴位定位：位于项部，翳风穴后1寸处。

按摩方法：将食指、中指并拢，用两指指尖按揉翳明穴100次。

功效：按摩此穴具有明目安神的功效，每天坚持按揉可以预防治疗眼部疾患，可用于治疗近视、远视、耳鸣、头痛、失眠等病症。

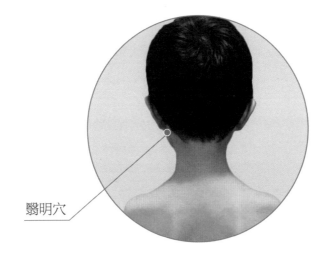

翳明穴

攒竹穴——清热明目、散风镇痉

攒竹穴是足太阳膀胱经上的穴位，临床应用比较广泛，尤其善于治疗眼疾，主治头、目等疾患。经常按摩此穴可以很好地促进眼部的血液循环，改善视力，常用于治疗迎风流泪、视物模糊、目赤肿痛、眼睑下垂和眼睛充血等病症，同时也能缓解视疲劳。

穴位定位：位于眉毛内侧边缘凹陷处。

按摩方法：用拇指指腹点按面部两侧攒竹穴，顺时针按揉2~3分钟，力度先轻后重，以孩子可以承受为宜。

功效：经常按摩此穴可起到清热明目、散风镇痉的作用，对头、目部位的病症有很好的调理功效。

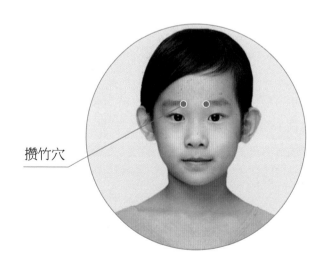

攒竹穴

光明穴——调理各类眼疾

光明穴主治眼疾，有开光复明之功，故而得此名。光明穴为足少阳胆经的络穴，别络足厥阴肝经，是调理眼疾的常用穴位。经常刺激光明穴可促进眼周血液循环和水分代谢，改善眼部充血症状，缓解视疲劳，主治视力下降、视物模糊、夜盲症、眼结膜出血、目痛、老花眼、偏头痛等病症。

穴位定位：位于小腿外侧，外踝尖上5寸（7横指），腓骨前缘。

按摩方法：用手指指腹和指间关节向下按压，并做圈状按摩，每侧穴位按摩3~5分钟。

功效：经常按摩此穴可起到疏肝明目、通络止痛的作用，对治疗各类眼疾均有帮助。

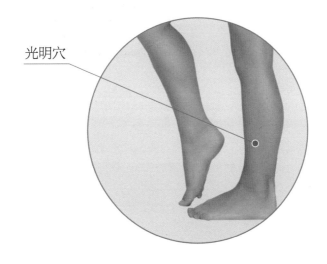

光明穴

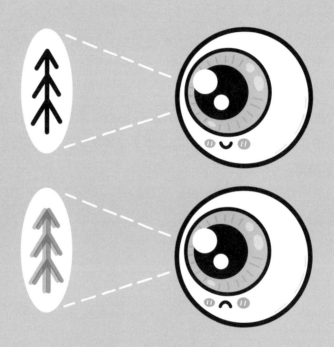

第7章

选对食物，
养好眼睛，提升视力

　　孩子正处于生长发育阶段，眼睛也未发育完全，所以在日常饮食中，我们可以为孩子挑选一些护眼明目的食材，给孩子准备全面、均衡的护眼饮食，为眼睛的发育提供营养保障，帮助孩子养好眼睛、提升视力。

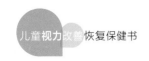
眼睛喜欢的**营养素**

　　身体的各个器官组织都需要得到充分的营养供应，才能更好地生长发育，眼睛也不例外。因此，要想更好地保护孩子的视力，应给孩子补充一些对视力发育有帮助的营养元素，如维生素、花青素、叶黄素、胡萝卜素、蛋白质、钙、锌等。

维生素——眼睛的保护神

　　维生素A是保持眼睛健康不可或缺的微量元素。维生素A具有促进眼内感光色素生成的能力，能将人眼中视网膜所接收的光线转化成神经信号，再由大脑处理成视觉图像，使人们在低光条件下也能看清物体。维生素A充足，可增加眼角膜的光洁度，使眼睛明亮有神、神采飞扬；维生素A缺乏，则可能会引起角膜上皮细胞脱落、增厚、角质化，使原来清澈透明的角膜变得像毛玻璃一样模糊不清，甚至引起夜盲症、白内障等眼疾。

　　维生素A的主要食物来源有动物肝脏、鱼肝油、蛋黄等，胡萝卜、菠菜、西红柿、苋菜、红薯、南瓜、橘子、柿子、鲜枣等新鲜蔬果中也含有维生素A。维生素A为脂溶性维生素，因此为提高其利用率，应采用煎、炸、油炒的烹调方法。此外，胡萝卜素被人体吸收后可转化为维生素A，平时也可以适当多吃些富含胡萝卜素的食物。

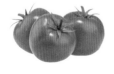
—— 西红柿 ——

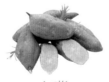
—— 红薯 ——

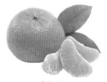
—— 橘子 ——

B族维生素包括维生素B_1、维生素B_2、维生素B_6、维生素B_{12}、烟酸、泛酸、叶酸等。维生素B_1是参与并维持神经（包括视神经）细胞功能和代谢的重要维生素，身体若缺乏维生素B_1，可使眼睛变得干涩，或导致视神经产生炎症，表现为神经乳头充血、水肿，视网膜出血，视力减退等。维生素B_1还有平展皮肤皱纹的作用，可预防和延缓眼睑及皮肤鱼尾纹的形成。富含维生素B_1的食物有粗粮、酵母、花生、黄豆、豌豆、坚果、香菇、猪瘦肉、蛋黄、动物内脏等。

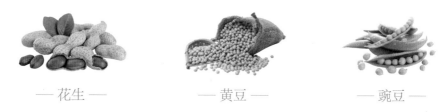

— 花生 —　　　　　— 黄豆 —　　　　　— 豌豆 —

维生素B_2是合成人体黄酶类的辅酶所必需的原料，参与糖类、蛋白质、脂肪三大类营养物质的代谢，具有维持角膜、视网膜正常机能和保持眼睛正常视力的作用。如果身体缺乏维生素B_2，易诱发眼肌痉挛、睑缘炎、结膜炎、疱疹性角膜炎等眼疾，表现为眼睛痉挛、畏光，视力模糊。富含维生素B_2的食物有牛奶、羊肝、菠菜、苋菜、花生、杏仁、葵花籽、黄豆、玉米、小麦、高粱、蛋类、豌豆等。

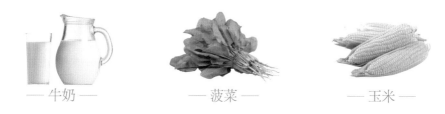

— 牛奶 —　　　　　— 菠菜 —　　　　　— 玉米 —

维生素C是晶状体的重要营养成分之一，眼球晶状体中的维生素C含量较其他组织明显更高。充足的维生素C可帮助减弱光线与氧气对眼球晶状体的损害，预防晶状体浑浊或早发性白内障的发生。维生素C还具有抗氧化的功能，可帮助人体清除体内堆积的过氧化物质，避免组织受到损伤。很多新鲜的蔬菜和水果中都含有丰富的维生素C，尤其是深绿色和黄红色的蔬果，如彩椒、黄瓜、小白菜、西红柿、鲜枣、柠檬、猕猴桃、草莓等。

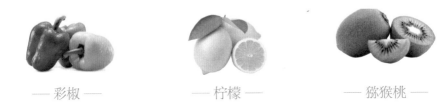

— 彩椒 —　　　　　— 柠檬 —　　　　　— 猕猴桃 —

维生素E具有抗氧化作用，可抑制晶状体内的过氧化脂反应，减少自由基对眼睛的伤害，还能扩张毛细血管，改善血液循环，延缓眼睛老化，预防近视、白内障等。麦胚油、大豆油、花生油、芝麻油、绿叶蔬菜、猕猴桃、苹果、核桃、杏仁、腰果、花生等都是维生素E的良好食物来源。

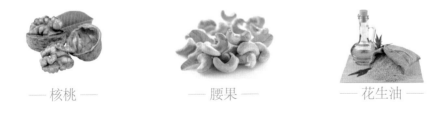

— 核桃 —　　　　　— 腰果 —　　　　　— 花生油 —

护眼小课堂

维生素B_1、维生素B_2、维生素C都属于水溶性维生素，极易被破坏，因此在烹调时应注意方法，一般蔬菜应先洗后切，粮食也不宜淘洗多次。

花青素——有效保护视力

花青素是一种极其高效的抗氧化剂，能有效抵抗自由基对晶状体细胞造成的氧化损伤，抑制破坏眼部细胞的酵素，帮助眼球恢复弹性、增强变焦功能。花青素还可有效缓解视力衰退，从而使孩子在用眼时感觉轻松自如。花青素是植物中的色素，是一类水溶性黄酮类化合物，有保护微血管的作用，可以改善眼部供血。同时，花青素还有利于加速视紫红质再生，可在一定程度上缓解视疲劳，帮助强化眼部微血管的弹性，维持正常眼球压力，防止眼球疲劳，远离干涩酸痛，对预防近视很有帮助。

医学临床报告显示，花青素可促进视网膜细胞中视紫红质的再生成，可预防高度近视及视网膜剥离，并可增进视力，对近视患者、长时间注视屏幕的人，特别是课业繁重、电子产品使用过度的青少年等都有帮助。富含花青素的食物有蓝莓、黑莓、樱桃、茄子、红石榴、黑米、紫米等。

叶黄素与玉米黄素——抵御蓝光

人眼的视网膜内有两种特别的抗氧化色素，即叶黄素与玉米黄素。它们可以阻止紫外线和蓝光到达视网膜的底层结构，以保护视网膜内的感光细胞，有助于预防黄斑变性或减缓疾病进展。

叶黄素被称为"眼黄金"，是非常重要的黄斑色素之一。它在眼组织中分布广泛，其中以视网膜黄斑区外围的浓度最高。叶黄素具有抗氧化和抵御蓝光的作用，可以减少视网膜光损伤，精准守护黄斑区外环。人体适当补充叶黄素，有助于保护视力持久度，提高视觉反应时间，减少视觉伤害。对于近视患者来说，补充叶黄素可以延缓近视的发展速度。此外，叶黄素还能有效防止电脑辐射对人体造成损害。

作为三大黄斑色素之一，玉米黄素在视网膜黄斑区内环的浓度最高。它可以精准保护黄斑区内环，减少可见光短波段的损伤，还能防止自由基和视网膜胶原蛋白结合造成损害。

叶黄素与玉米黄素一般存在于绿色蔬菜和水果中，如紫甘蓝、韭菜、菠菜、绿花椰菜、香菜、萝卜叶、芥菜、豌豆等。

胡萝卜素——让眼睛更明亮

视网膜上的视杆细胞有暗视觉功能，如果缺乏视杆细胞就会出现暗视野适应迟钝的情况，在天黑之后视力下降，如果有强光，会对眼睛造成比较大的伤害。胡萝卜素是构成视觉细胞内的一种感光物质，可以避免在暗视野之后出现强光造成的眼睛损害，防止暗视觉功能减退，对眼睛有保护作用。补充胡萝卜素还可以预防眼疾，如干眼症、角膜溃疡症、角膜软化症等。

人体自身不能合成胡萝卜素，需要从外界摄入，建议多吃黄色和红色的果实与黄色块根，以及蛋黄、鱼虾等来补充胡萝卜素。

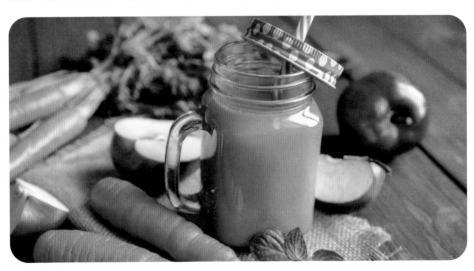

补足蛋白质，远离视力障碍

　　蛋白质是构成眼球的重要成分，视网膜上的视紫红质由蛋白质合成，蛋白质不足会导致视紫红质合成不足，进而出现视力障碍。无论是儿童青少年还是老年人，眼睛的正常

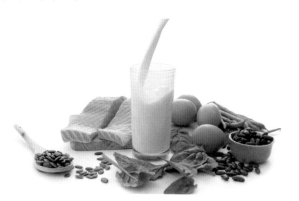

功能、衰老组织的更新都离不开蛋白质。另外，眼部组织的修补、更新也离不开蛋白质，如果蛋白质长期处于缺乏状态，会引起眼睛的功能衰退，视力下降，并引发各种眼疾。蛋白质长期供应不足会使眼组织衰老，功能减退，甚至失明。因此，保护视力可以多吃含丰富蛋白质的食物，如富含动物性蛋白质的食物有鸡、鸭、鱼、牛、羊、兔、猪、牛奶、鸡蛋等；富含植物性蛋白质的食物有大豆及其制品。

眼睛也要补钙

　　钙与眼球的形成有关，是眼球壁巩膜的主要组成成分。处于生长发育期的孩子，身体对钙的需求量相对成人更多，如果儿童期缺钙，不仅会影响生长发育，还会使正在发育的眼球壁巩膜的弹性降低，当眼肌对巩膜产生压力时，其抵抗力就会减弱，从而使眼球直径容易被拉长而产生近视。

　　我国营养学会推荐成年人钙的供给量标准为每日800毫克。青少年正处于生长发育旺盛阶段，对钙的需求量较大，每日的钙供给量应达1000毫克以上。含钙丰富的食物主要有奶类及其制品、豆类及其制品、虾皮、海带、芝麻酱、鱼类、深绿色蔬菜、紫菜、蛋黄、瓜子、核桃、花生等。

补充锌，预防视力下降

锌参与核酸和蛋白质的合成，具有多种生物作用。锌能增强视神经的敏感度，参与肝脏、视网膜组织细胞内维生素A还原酶的组成，直接影响维生素A代谢及视黄醛的作用。身体缺锌时，可影响维生素A在体内的运转，使视紫红质合成出现障碍，暗适应能力减弱。此外，锌不足时，锥状细胞的视紫红质合成也会有障碍，从而影响锥状细胞的辨色功能。因此，补充维生素A的同时还应补充锌。含锌较多的食物有牡蛎、肉类、肝、蛋类、花生、杏仁、小麦、鱼类、豆类、栗子、金针菜、芥菜、西蓝花、木耳、蘑菇、杏脯、鲜枣、糙米等。

DHA 和 ARA——增强视敏度

DHA和ARA对维持神经系统细胞生长起着重要作用，是大脑和视网膜的重要构成部分，有着促进脑发育、提高记忆力、完善视力发育的作用。儿童尤其是婴幼儿若缺乏DHA和ARA，将导致头围小、智商和视力低下等，而且这种损害是不可逆转的。DHA和ARA是多不饱和脂肪酸，人体自身较难合成，需从饮食中摄取。家长平时可多给孩子提供蛋黄、深海鱼等富含DHA和ARA的食物，同时还可以增加膳食中α－亚麻酸的摄入，如亚麻籽油、核桃、杏仁、花生、芝麻等，α－亚麻酸也可以在体内转化生成DHA和ARA。

这四类食物要少吃

有些食物有利于眼睛发育、保护视力，但也有些食物可能会影响视神经，导致视觉障碍，甚至会促进近视加深。对于这些不利于眼睛的食物，家长需要告诫孩子要尽量少吃。

少吃高糖食物

大部分孩子都喜欢吃甜食，许多家长担心孩子吃多了甜食会长蛀牙，却不知道甜食吃多了对视力也是有伤害的。

葡萄糖在人体中分解供能的过程中需要含有维生素B_1的酶来催化，过量吃甜食会消耗体内的维生素B_1，这就会造成孩子体内缺乏维生素B_1。缺乏维生素B_1会直接影响视神经功能，导致视觉障碍、视力疲劳、眼角膜充血，甚至使视神经发炎。

经常吃高糖食物，体内的血糖含量增加，可能会引起房水、晶状体的渗透压改变。当房水的渗透压低于晶状体的渗透压时，房水就会进入晶状体内，促使晶状体变凸，从而导致近视发生或加深。晶状体是折射光线的媒介，接收到外界事物的反射光，经过折射之后落在视网膜上。如果晶状体变凸，我们就只能看近处的物体，看远处时就会模糊不清，形成近视。

甜食吃多了还会抑制胃酸分泌，削弱胃肠道的消化和吸收能力，容易使孩子出现厌食、偏食等问题，影响营养素的摄取，进而妨碍大脑、骨骼、视力等发育。因此，建议家长平时要控制孩子的甜食摄入量。

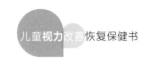

少吃深加工食物

深加工食物往往颜色鲜艳、味道香浓，比较合孩子的胃口，但其中的化学添加剂通常也比较多，如防腐剂、香精、色素、增白剂等，有的还使用了大量的盐、味精等调料，深加工的过程也容易使食物中的营养成分遭到破坏。如果孩子经常吃这样的食物，很容易造成营养素摄取不足，还会增加胃、肝、肾的代谢负担，对视神经也有破坏作用。因此，在生活中应尽量让孩子少吃深加工食物。

少喝碳酸饮料

经常喝碳酸饮料会使体内钙减少，导致巩膜中的钙含量下降，眼球壁失去正常的弹性，不能有效抵制近视性离焦导致眼球变长的趋势，眼球容易被拉长，进而使近视度数增加过快。

此外，经常喝碳酸饮料还会影响食欲，造成肠胃功能紊乱，容易肥胖，还易导致骨质疏松。对孩子来说，最健康的饮品是白开水，家长应正确引导孩子多喝白开水，尽量不喝或少喝碳酸饮料。

少吃辛辣食物

有的孩子吃饭时接受不了辣味的食物，但面对麻辣口味的零食总是吃得津津有味。经常吃辛辣食物会刺激血管，导致毛细血管的血液流动加速，眼睛周围的血管出现灼热感，眼泪明显增多，眼睛逐渐出现视物不清的现象。如果眼睛长时间受到辛辣食物的刺激，还会导致视觉调节能力明显下降。

饮食调理，**眼睛亮晶晶**

正确的饮食调理，可以对保护眼睛起到很好的作用。因此，要想爱护眼睛、保护视力，除要养成良好的用眼习惯外，多吃护眼食物、培养有益视力的饮食习惯也很重要。

明亮双眸离不开平衡膳食

谈到保护视力，大家往往只关注用眼问题，而忽略了眼睛对于营养素的需求。殊不知，只有坚持平衡膳食，保持日常饮食的多样性，才能为眼睛补充所需的各种营养素，为保护眼睛健康打好基础。

饮食宜清淡	给孩子准备的膳食应少油少盐，否则会加重肾脏的负担，进而损伤肾脏。一旦肾气不足，眼睛就容易出现干涩、浮肿、视物模糊等不适症状。
荤素搭配要合理	自然界的食物丰富多样，每种食物所含的营养成分不尽相同，眼睛无法从单一的食物中获取所需的全部营养素，所以要坚持荤素搭配，摄取均衡营养。
粗粮细粮搭配吃	随着生活水平日益提高，精制食品越来越多，但是许多维生素和微量元素在精制过程中就流失了，加上儿童青少年正处于生长发育期，体内的营养物质难免会失衡。此外，谷物中含有丰富的微量元素和维生素，这些营养素对孩子的视力很有帮助，但这些营养素在精细加

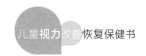

工的过程中会受到大量损失。因此，在日常饮食中要注意粗粮和细粮搭配着吃，这样才有利于保护视力。

常吃奶类、豆类食物

奶类、豆类食物富含蛋白质、维生素和钙，能补充眼睛所需的营养素，促进视力发育。所以，家长可以让孩子每天吃一些牛奶、酸奶、豆类制品等。

保持酸碱度平衡

正常人的体质酸碱度基本是平衡的。如果酸性食物摄取过多，会使人体内的酸度相对增加，从而使眼睛的角膜、睫状肌、巩膜等随之产生轻微变化，容易增加患近视的概率，所以酸性、碱性食物都要让孩子吃一点儿。

培养有益视力的饮食习惯

多吃黄绿色蔬菜和水果

黄绿色蔬菜以及水果是类胡萝卜素（包括β－胡萝卜素、叶黄素、玉米黄素）、维生素A、B族维生素、维生素C、维生素E、矿物质（包括钙、锌、钾、镁、铁、硒）等营养素的主要食物来源。这些营养素对眼睛十分有益，可以保障视力的正常发育，降低儿童发生近视、干眼症、夜盲症等眼疾的危险，家长平时不妨让孩子多吃一些富含这些营养素的食物。

养成不挑食、不偏食的习惯

每种食物所含的营养成分都有不同，眼睛所需的营养素需要从多种食物中获取，如果孩子有挑食或偏嗜某种食物的习惯，很容易导致摄取的营养素不均衡，影响眼球的发育。例如，肉蛋类食物中富含蛋白质，但维生素含量较少，而蔬菜、水果中含有丰富的维生素，蛋白质含量却比较少。如果孩子只爱吃肉，不爱吃蔬菜，很可能造成维生素摄入不足，反之亦然。因此，为了孩子的正常发育及眼睛的健康发育，应让孩子养成不挑食、不偏食的饮食习惯。

多吃些硬质食物

经常给孩子吃些有一定硬度的食物，能够增加咀嚼的频率与力度，而人在使用咀嚼肌时，刺激会传到脑干、小脑、大脑皮层，激发脑细胞的活性，可促进孩子视力的发育。常吃细面条一类软食的孩子很少使用咀嚼肌，这是造成视力异常的一个原因。在常吃不需咀嚼力、柔软食物的学生中，视力差的人比较多；而常吃硬食者，视力问题相对较少。这是因为咀嚼力可增加面部肌肉包括眼肌的力量，使之具有调节晶状体的强大能力，避免视力问题的发生。比较适合青少年食用的硬质食物有胡萝卜、水果、甘蓝、动物骨、豆类等。这些食物既耐吃，又富含养分，特别值得推荐。

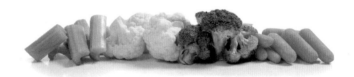

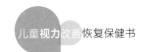
适量摄入多不饱和脂肪酸

多不饱和脂肪酸在脑组织中的含量丰富，对维持大脑正常的结构和功能有着重要的作用，在儿童期可以促进大脑的生长发育，在老年期可以延缓大脑的衰老。多不饱和脂肪酸包括亚油酸、亚麻酸、DHA、EPA等，可通过食用植物油、三文鱼、金枪鱼、核桃等食物获取。

适量补充优质蛋白质

优质蛋白质一般指动物性蛋白质，因为它在人体中的消化吸收率高于植物性蛋白质。蛋白质是脑细胞的主要成分之一，又是脑细胞兴奋和抑制过程的物质基础，而优质蛋白质可使大脑皮层处于良好的生理活动状态。鸡蛋、牛奶、瘦肉、鱼肉、鸡肉等富含优质蛋白质，但家长不要因此让孩子吃过多的动物性食物，以免摄入过量的脂肪，引起肥胖等其他慢性病，日常饮食还是要以植物性食物为主，注意荤素搭配。

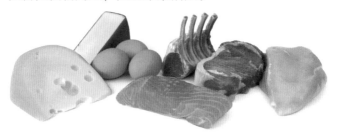

护眼食材推荐

眼睛是人体的重要器官，它需要不同的营养，使其功能达到最佳状态。因此，除让孩子养成良好的用眼习惯外，还要让其多吃有利于保护视力的食物，以维持眼睛的最佳状态。选对食材进行调养，可起到事半功倍的效果。

胡萝卜——补肝明目、清热解毒

营养成分：

富含糖类、脂肪、挥发油、胡萝卜素、维生素A、B族维生素、维生素C、花青素、钙、铁等。

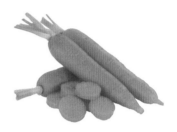

护眼功效：

胡萝卜中含有大量的β-胡萝卜素、B族维生素和维生素C，其中β-胡萝卜素可在人体内转化成维生素A，维生素A是视紫红质的一部分，能够使眼睛在暗光下看见东西。一旦缺少维生素A，眼睛对弱光感光降低，暗适应降低，就易出现夜盲的症状。而B族维生素和维生素C也可参与眼球其他组织的代谢，对眼睛的发育非常有益。

玉米——强化骨骼、增强记忆力

营养成分：

含蛋白质、脂肪、糖类、类胡萝卜素、B族维生素、维生素E及丰富的钙、铁、铜、锌等多种矿物质。

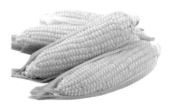

护眼功效：

玉米含有丰富的类胡萝卜素，其中的叶黄素有过滤蓝光和抗氧化的作用，是帮助眼睛发育的关键营养元素；它的另一种类胡萝卜素——玉米黄素，可以加速眼部的代谢，减少眼部病症的出现。

西红柿——生津止渴、开胃消食

营养成分：

　　富含有机碱、番茄红素和维生素A、B族维生素、维生素C及钙、镁、钾、钠、磷、铁等矿物质。

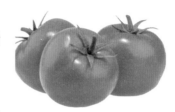

护眼功效：

　　西红柿中含有丰富的维生素A、维生素C，能够有效保护眼睛，减少眼睛因蓝光造成的损害，有效预防黄斑变性和白内障的发生，还能预防夜盲症。同时，西红柿中所含的番茄红素能够有效抑制脂质氧化，防止自由基被破坏，并且抑制视网膜黄斑变性，保护眼睛。

黄瓜——清热解毒、健脑安神

营养成分：

　　富含蛋白质、维生素A、维生素C、维生素E、多种矿物质等，并含有多种游离氨基酸。

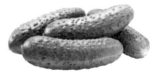

护眼功效：

　　黄瓜中含有钙、铁、锌、硒等多种矿物质及维生素C、维生素E、维生素A等营养成分，黄瓜皮中还含有丰富的胡萝卜素，可为眼部组织补充充足的营养，加强眼周微血管的血液循环，维持正常视力。黄瓜除可食用外，还可切成片敷于眼部，以缓解视疲劳。

香菇——提高免疫、延缓衰老

营养成分：

含蛋白质、氨基酸、脂肪、B族维生素、维生素C、膳食纤维、烟酸、钙、磷、铁、硒等。

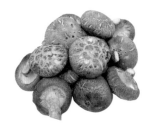

护眼功效：

香菇中含有丰富的硒元素，硒可以清除眼睛内的过氧化物、自由基，使眼细胞免受其损害。同时，眼肌的收缩、瞳孔的扩大和缩小、眼睛辨色力正常与否均需要硒元素的参与，因而适量食用香菇对维持儿童的眼部健康、预防近视十分有利。

莴笋——镇静安神、排毒清肠

营养成分：

含维生素A、维生素C、维生素E、胡萝卜素、膳食纤维、烟酸、蛋白质、钙、钾、磷、铁、镁、维生素A等。

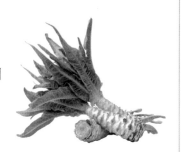

护眼功效：

莴笋含有的维生素E可增强眼睛的抗氧化能力，延缓眼部衰老；所含有的维生素B_2可滋养眼睛，避免眼睛因营养不足而出现红血丝；还含有丰富的维生素A，有利于视网膜的发育，预防视力下降。同时，莴笋还有增进食欲、刺激消化液分泌、促进肠胃蠕动等功能，因眼疾而胃口不佳的孩子可以适量食用。

菠菜——养血止血、敛阴润燥

营养成分：

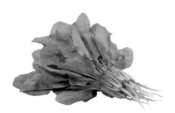

含蛋白质、脂肪、碳水化合物、维生素A、维生素C、维生素D、胡萝卜素、铁、钾、叶酸、磷脂等。

护眼功效：

菠菜富含蛋白质、维生素A、维生素C、维生素D、胡萝卜素、钙等对眼睛有益的营养成分，不仅有助于维持正常视力，还能促进人体新陈代谢，增进身体健康，对儿童生长发育十分有益。但是菠菜的草酸含量较高，草酸容易和人体进食的钙结合形成草酸钙，草酸钙会妨碍人体对钙的吸收，因此，建议烹饪菠菜前先焯水，以释放出草酸。

生菜——改善睡眠、减肥瘦身

营养成分：

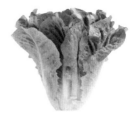

含蛋白质、膳食纤维、莴苣素和丰富的矿物质，尤以维生素A、维生素C、钙、磷的含量较高。

护眼功效：

生菜中含有糖类、蛋白质、膳食纤维、莴苣素和丰富的矿物质，具有清热安神、清肝利胆、聪耳明目的功效。生菜中还含有维生素A、维生素C、维生素E、胡萝卜素等，这都是对眼睛有益的营养成分，常食生菜有助于保护眼睛，缓解视疲劳，维持正常的视力。

西蓝花——补肾益精、补脾和胃

营养成分：

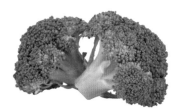

含多种维生素、胡萝卜素、蛋白质、碳水化合物、脂肪、膳食纤维，以及钙、磷、铁等多种矿物质。

护眼功效：

西蓝花的营养价值很高，主要含有蛋白质、维生素C、胡萝卜素和矿物质等营养成分，且矿物质成分比较全面，常食西蓝花能增强人体免疫功能，而且可以明目活血，保护眼角膜润泽、不干燥。西蓝花中还含有叶绿素和玉米黄质，可以减少自由基对眼睛的伤害，有助于保护视力。

紫甘蓝——杀虫止痒、保肝护肝

营养成分：

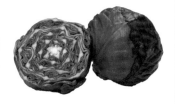

含丰富的维生素C、维生素E、B族维生素、胡萝卜素、钙及花青素和膳食纤维等。

护眼功效：

紫甘蓝含有丰富的花青素和维生素C，是常见的抗氧化物质，可以抵抗自由基对晶状体细胞的氧化伤害，帮助眼球恢复弹性，从而保护视力。此外，紫甘蓝富含的钙还有助于调节眼肌的活动和恢复能力，预防近视，尤其适宜青少年及用眼过度者食用。

红薯——通便排毒、辅助降压

营养成分：

富含膳食纤维、胡萝卜素、多种维生素，以及钾、铁、铜、硒、钙等。

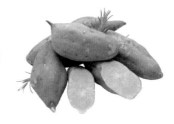

护眼功效：

红薯营养丰富，含有膳食纤维、胡萝卜素、多种维生素以及钾、铁、硒、钙等营养元素，有"长寿食品"之誉，能够补中益气、滋补肝肾。其所含的胡萝卜素、维生素A等是眼睛所必需的营养物质，对改善视网膜黄斑病变、白内障、干眼症、视疲劳等有很重要的作用；并且其所含的维生素C和维生素E对维持眼睛健康也很有帮助。

南瓜——排毒养颜、强身健体

营养成分：

含蛋白质、淀粉、糖类、胡萝卜素、B族维生素、维生素C、维生素E和膳食纤维，以及钾、磷、钙、铁、锌等。

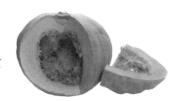

护眼功效：

南瓜富含维生素E和β－胡萝卜素，对预防眼疾有重要的作用。β－胡萝卜素在人体机体内能转变为对人体具有重要生理作用的维生素A，对保护视力、预防眼疾、维持人体上皮组织的健康、促进儿童的生长发育等均有重要作用，同时对维持正常视觉、促进骨骼发育等具有重要的生理作用。

山药——补中益气、消渴生津

营养成分：

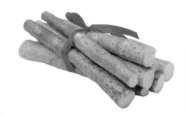

含多种氨基酸和糖蛋白、黏液质、胡萝卜素、多种维生素、烟酸、胆碱、淀粉酶、多酚氧化酶等。

护眼功效：

山药具有健脾补肺、益胃补肾、聪耳明目等作用，富含有益眼睛健康的胡萝卜素、维生素B1、维生素B2、维生素C等营养成分，能增强眼睛的抗氧化能力，促进眼部血液循环，缓解视疲劳，对用眼过度造成的眼睛干涩症状也有一定的缓解作用，常食还可以滋补身体。

海带——利水消肿、消痰散结

营养成分：

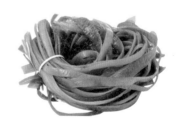

富含蛋白质、碘、钾、钙、钠、镁、铁、铜、硒、维生素A、藻多糖等。

护眼功效：

海带中富含钙、镁，可调节眼周肌肉的灵活性，帮助增强眼肌弹性，有助于预防近视，特别适合处于眼睛发育期的儿童食用。海带中还含有大量的甘露醇，甘露醇具有利尿消肿的作用，可减轻眼内压力，对治疗儿童急性青光眼有一定的辅助作用。

紫菜——降血脂、造血补血

营养成分：

富含蛋白质、维生素A、维生素C、维生素B_1、维生素B_2、碘、钙、铁、磷、锌、锰、铜等。

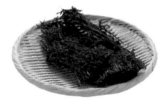

护眼功效：

紫菜中含有丰富的微量元素，有利于保护肝脏，从而养护眼睛。另外，紫菜中的钙含量很高，可消除用眼过度所致的眼肌僵硬、弹性下降的情况，增强眼球转动的灵活性，维持正常视力，预防视力下降，并且丰富的钙元素还能促进骨骼、牙齿的生长发育。

草莓——改善便秘、保护视力

营养成分：

含维生素C、苹果酸、柠檬酸、多种维生素、胡萝卜素、钙、磷、铁等。

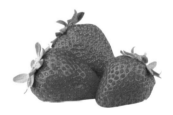

护眼功效：

草莓中含有丰富的胡萝卜素和维生素A，有助于防治因维生素A缺乏引起的夜盲症。此外，草莓中的维生素C含量非常高，维生素C可为眼睛补充必需的营养素，有助于预防眼睛干涩、视力下降等状况，使双眼保持明亮。此外，草莓中富含膳食纤维，可促进胃肠道的蠕动，改善便秘。

猕猴桃——增强体质、延缓衰老

营养成分：

含多种维生素、叶黄素、胡萝卜
素、脂肪、蛋白质、有机酸、钙、磷、
铁、镁、果胶等。

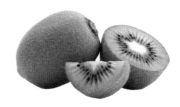

护眼功效：

猕猴桃中含有丰富的叶黄素和维生素A，这些营养物质是促进眼
睛健康的重要组成成分，能保护眼睛免受白内障、黄斑病和其他眼疾
的危害。猕猴桃还富含胡萝卜素，胡萝卜素有助于维持皮肤黏膜层的完
整性，能构成视觉细胞内的感光物质，促进眼睛生长发育等。

葡萄——补肝肾、益气血、生津液

营养成分：

含葡萄糖、维生素C、胡萝卜素、维
生素B_1、维生素B_2、烟酸、氨基酸、膳食
纤维、花青素，以及铁、钙等矿物质。

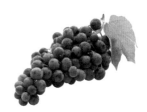

护眼功效：

葡萄中富含花青素、多种维生素、有机酸等营养物质。维生
素A可促进眼内视色素的形成，预防夜盲症和视力减退；花青素可
以有效抑制并帮助消除自由基的生成，从而阻挡对眼睛的伤害。此
外，葡萄中富含维生素E等各种成分，是人体生长发育中不可缺少
的物质，适量食用葡萄可以帮助促进眼底的视网膜细胞发育，缓解
视力疲劳和改善视力。

蓝莓——保护视力、美容养颜

营养成分：

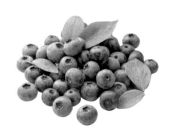

含大量的维生素A、B族维生素、维生素C、维生素E、果胶、蛋白质、花青素等。

护眼功效：

蓝莓中富含花青素，对维持眼睛健康十分有益，它能促进视网膜细胞重生视紫红质，而视紫红质正是保持良好视力所不可或缺的物质。花青素还是一种天然的抗氧化剂，对眼底有感光功能的视细胞有营养作用，可以缓解患者因强光造成的视网膜光化学损伤，有助于缓解视疲劳、视力模糊、畏光、干眼等症状。

樱桃——健脾养胃、补益肝肾

营养成分：

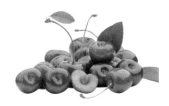

富含糖、蛋白质、多种维生素及磷、铁、钾等多种矿物质。

护眼功效：

樱桃中含有丰富的维生素A和维生素C，可缓解因长时间使用电脑后常见的眼痛、视力下降、畏光等症状。另外，樱桃的铁含量十分丰富，常食樱桃可补充体内对铁元素的需求，促进血红蛋白再生，既可防治缺铁性贫血，又可增强体质、健脑益智。

橙子——生津止咳、开胃下气

营养成分：

富含维生素C、β-胡萝卜素、叶酸、维生素A、B族维生素、维生素P、果胶，以及镁、锌、钙、铁、磷、钾等多种矿物质。

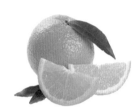

护眼功效：

橙子除富含有助于增进眼部健康的维生素C外，还含有较多的维生素P，维生素P能起到保护血管的作用，可预防视网膜出血，保护眼睛健康。此外，橙子中还含有叶黄素，是促进眼睛发育的关键营养元素，可预防和调理多种眼疾，如黄斑病变、视神经萎缩等。

香蕉——益胃生津、疏通血脉

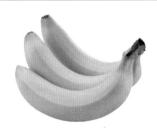

营养成分：

含蛋白质、果胶、钙、磷、铁、胡萝卜素、维生素B_1、维生素B_2、维生素C、膳食纤维等。

护眼功效：

香蕉中含有丰富的蛋白质、膳食纤维、维生素、胡萝卜素等营养成分，具有润肠通便、助消化、促进人体正常生长和发育的作用。香蕉中还含有相当多的钾元素，钾可帮助人体排出多余的盐分，达到钾钠平衡，有效改善眼部浮肿，缓解眼睛的干涩、疲劳等不适症状。

桑葚——涩精益肾、助阳明目

营养成分：

富含葡萄糖、苹果酸、柠檬酸、花青素、多种维生素及烟酸、活性蛋白、胡萝卜素、矿物质等。

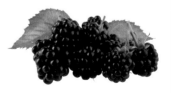

护眼功效：

桑葚中含有丰富的蛋白质和维生素，具有补肝、益肾、明目等功效，还能增强免疫力，促进新陈代谢。桑葚富含花青素，这种营养成分是一种强抗氧化剂，可抵抗自由基对晶状体细胞的氧化伤害，有利于缓解眼睛疲劳、干涩的症状，还能预防白内障的发生。

番石榴——收敛止泻、消炎止血

营养成分：

含蛋白质、多种维生素、胡萝卜素、膳食纤维、脂肪、蔗糖、果糖、氨基酸及钙、磷、铁、钾等。

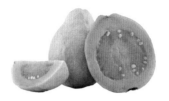

护眼功效：

番石榴中含有丰富的营养成分，包括蛋白质、维生素、胡萝卜素及钙、磷、铁、钾等，其中蛋白质和维生素C的含量尤其高，可为眼睛补充所需营养，改善眼部功能，防治夜盲症等眼疾。番石榴籽独有的多酚类物质，可促进视觉灵敏度的提高。

牛奶——镇静安神、美容养颜

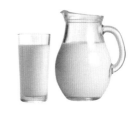

营养成分：

　　富含蛋白质、脂肪、多种维生素、核黄素、烟酸、钙、钾、钠、铁、锌等。

护眼功效：

　　牛奶营养丰富，易被人体消化吸收，食用方便，且钙的含量高，是人体最佳的钙质来源。牛奶中还含有多种氨基酸、蛋白质、维生素、铁、锌等营养成分，对保护视力非常有帮助。经常喝牛奶还可以促进眼部血液循环，改善眼部新陈代谢，缓解视疲劳，预防视力下降，还能促进睡眠、改善皮肤弹性等。

枸杞——护眼明目、补血、降三高

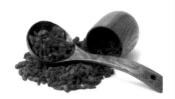

营养成分：

　　含蛋白质、氨基酸、维生素A、B族维生素、维生素C、β-胡萝卜素、枸杞多糖、铁、锌、磷、钙等。

护眼功效：

　　枸杞俗称"明眼子"，含有丰富的β-胡萝卜素、维生素A、维生素B_1、维生素B_2、维生素C和钙等眼睛保健的必需营养素，不仅可明目，还有补气强精、滋补肝肾等功效。除此之外，枸杞还能增强人体的免疫功能，帮助抵御病邪的侵害。

榛子——促消化、预防便秘

营养成分：

含蛋白质、脂肪、糖类、胡萝卜素、B族维生素、维生素E等。

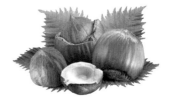

护眼功效：

榛子中含有蛋白质、胡萝卜素、维生素、钙等多种对眼睛有益的营养成分，并且榛子本身富含油脂，能使脂溶性维生素更易为人体所吸收，常食榛子对养护眼睛很有好处，对治疗白内障、视神经萎缩、角膜炎等眼疾有一定的辅助作用。

杏仁——止咳平喘、润肠通便

营养成分：

富含蛋白质、脂肪、糖类、胡萝卜素、B族维生素、维生素C、钙、磷、铁等。

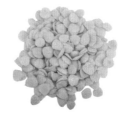

护眼功效：

杏仁的钙含量非常丰富，钙可以提升眼肌调节能力和恢复能力，能有效预防近视的发生。杏仁还含有较丰富的维生素B_2，可以缓解眼睛畏光、流泪、发痒、视力模糊或疲劳等症状。杏仁中所含的维生素A和胡萝卜素等都有利于眼睛的发育。

黑芝麻——润肠、缓解干燥

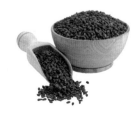

营养成分：

富含大量的脂肪、蛋白质、氨基酸、维生素A、维生素E、卵磷脂、铁等。

护眼功效：

黑芝麻中含有人体所需的多种营养素，其蛋白质含量多于肉类，含钙量是牛奶的两倍，这些营养素都是维持眼睛正常功能的重要物质。黑芝麻还含有丰富的油酸、亚油酸及甘油酸，均为不饱和脂肪酸，是人体组织细胞的重要成分，常吃黑芝麻能使眼睛明亮有神。

绿豆——清热解暑、解毒、抗过敏

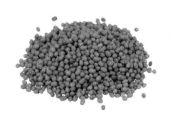

营养成分：

富含蛋白质、脂肪、碳水化合物及蛋氨酸、色氨酸、赖氨酸、磷脂酸、多种矿物质等。

护眼功效：

绿豆富含蛋白质、脂肪、糖类及多种维生素，具有清热去暑、抗菌消炎等功效。蛋白质是构成眼部组织的重要材料，因此适量进食绿豆有助于保护眼睛。绿豆还有清热解毒的功效，对热毒所致的眼疾有一定的食疗作用。

黑豆——清热解毒、补血养肾

营养成分：

含蛋白质、脂肪、维生素、微量元素等多种营养成分。

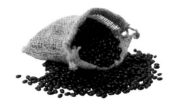

护眼功效：

黑豆具有明目健脾、保护视力的功效。黑豆中丰富的维生素E具有抗氧化作用，可减轻高浓度氧气对机体的损害，减轻晶状体纤维化，对保护眼睛健康十分有益。黑豆中富含抗氧化成分花青素和对眼睛有益的维生素A，适当食用可缓解视疲劳，防止视力下降。

黑米——补肾黑发、防癌抗癌

营养成分：

含丰富的粗蛋白质、粗脂肪、B族维生素、花青素，以及钙、磷、钾、镁、铁、锌等营养物质。

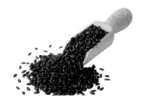

护眼功效：

黑米具有养肝明目、滋阴补肾的功效，经常食用有利于防治目眩和视力减退。黑米中含有黄酮类化合物，可以抑制自由基的连锁反应，从而减轻辐射带来的损伤，保护眼睛免受刺激。黑米还含有具有抗氧化作用的花青素，不仅能保护眼睛，还能延缓眼睛功能的退化。

猪瘦肉——补中益气、强身健体

营养成分：

含蛋白质、脂肪、碳水化合物、
磷、钙、铁、维生素B_1、维生素B_2、烟
酸等营养成分。

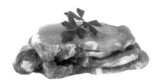

护眼功效：

猪瘦肉富含蛋白质，可促进眼部组织的修补、更新，为眼睛提
供充足的营养物质。猪瘦肉中含有较多的铬，可以使眼睛的渗透压
保持平衡，有助于预防弱视、近视。此外，猪瘦肉中还含有丰富的
脂肪酸，能改善缺铁性贫血，十分适合贫血的儿童食用。

猪肝——补肝、明目、养血

营养成分：

含蛋白质、脂肪、维生素A、B族维生
素、维生素C、烟酸，以及多种微量元素等。

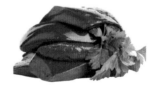

护眼功效：

猪肝中含有维生素C和微量元素硒，能增强人体免疫力，有抗
氧化的作用，可预防因用眼过度和遭受辐射而引起的眼部衰老。此
外，猪肝中含有大量的维生素A，经常食用可预防眼睛干涩、视疲
劳等。适量食用猪肝还有助于改善贫血，并帮助去除机体中的一些
有毒成分。

鸡肉——温中益气、强身健体

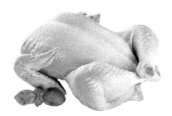

营养成分：

富含蛋白质、脂肪、碳水化合物、维生素A、维生素B_1、维生素B_2、烟酸、钙、磷、铁、锌、钾等。

护眼功效：

鸡肉中含有大量优质蛋白质、维生素A，能够为眼睛提供充足的营养，有助于缓解视疲劳，维持正常视力，对预防夜盲症也极为有利。另外，鸡肉中含有的锌不仅能促进维生素A的吸收，同时也是视力形成所必需的营养素，有助于预防视力下降。

鸡蛋——益精补气、润肺利咽

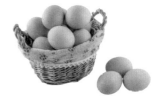

营养成分：

富含蛋白质、脂肪、维生素A、维生素E、无机盐、酵素、硒、钙、镁等。

护眼功效：

鸡蛋中的蛋白质、维生素A和硒含量很高，对眼睛有极好的保护作用。鸡蛋中还含有维生素E，它能促进机体对维生素A的吸收，还具有抗氧化作用，可抑制眼睛晶状体内的过氧化脂反应，使末梢血管扩张，改善血液循环，缓解眼部疲劳，预防近视。

鸡肝——护肝明目、补血养虚

营养成分：

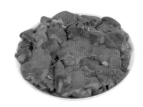

含丰富的蛋白质、维生素A、B族维生素、钙、磷、铁、锌等。

护眼功效：

鸡肝中含有丰富的B族维生素，可滋养眼部，维持眼部健康。另外，鸡肝中的维生素A含量丰富，具有保护眼睛、维持正常视力、预防眼睛干涩、疲劳的作用，有肝虚目暗、视力下降、夜盲症、小儿疳眼等眼部不适症状的人可适量食用。

黄鱼——健脾开胃、滋养补虚

营养成分：

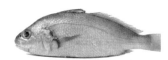

富含蛋白质、脂肪、磷、铁、锌、维生素B₁、维生素B₂、烟酸等。

护眼功效：

黄鱼中微量元素锌的含量丰富，锌具有促进生长发育、保护皮肤、维持免疫功能、维持视力正常的功能。另外，黄鱼还含有蛋白质、脂肪、维生素和其他微量元素，具有开胃益气、调中止痢、明目安神的功效，对儿童来说，食用黄鱼有很好的保护视力的效果。

草鱼——滋补开胃、保护眼睛

营养成分：

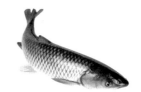

富含蛋白质、维生素B₁、维生素B₂、DHA、烟酸、不饱和脂肪酸，以及钙、磷、铁、锌、硒等。

护眼功效：

草鱼富含蛋白质、脂肪、B族维生素等营养成分，有暖胃和中、平肝祛风、益眼明目的功效。草鱼中含有的DHA，不仅可以促进视网膜发育，预防视网膜病变与白内障，还能帮助脑部发育，增强记忆力。草鱼富含磷元素，磷是人体骨骼与牙齿构建的基础，能促进身体生长，帮助身体组织器官修复，有利于增强体质。

鳝鱼——调节血糖、保护视力

营养成分：

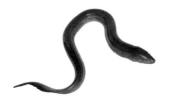

富含蛋白质、钙、磷、铁、烟酸、DHA、卵磷脂、维生素A、维生素B₁、维生素B₂等。

护眼功效：

鳝鱼含有丰富的维生素A，能促进皮肤的新陈代谢，护肝明目，对增进视力和预防夜盲症有食疗作用。鳝鱼中还含有丰富的卵磷脂，可以充分保护肝细胞，促进肝细胞的活化和再生，增强肝功能，从而养护眼睛。此外，卵磷脂还有增强记忆力、健脑益智的功效。

三文鱼——促进生长、美容养颜

营养成分：

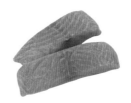

富含蛋白质、不饱和脂肪酸、DHA、维生素A、B族维生素、维生素E，以及锌、硒、铜、镁等矿物质。

护眼功效：

三文鱼中所含的ω-3脂肪酸是脑部、视网膜和人体神经系统必不可少的营养物质，有健脑益智的作用，可以有效防治神经系统病变和眼部病变。三文鱼富含维生素A、DHA等护眼营养成分，能保护眼睛、提高视力；还富含维生素D等，能促进机体对钙的吸收利用，有助于机体生长发育。

虾——增强免疫、抗癌防癌

营养成分：

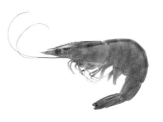

富含蛋白质、脂肪、碳水化合物、谷氨酸、糖类、多种维生素、烟酸，以及钙、铁、硒等矿物质。

护眼功效：

虾含有一种名为虾青素的类胡萝卜素，虾青素具有很强的抗氧化作用，对大脑、中枢神经系统及眼睛都可起到保护作用，具有缓解视疲劳、提高视觉灵敏度的功能。此外，虾富含钙，能增强巩膜的韧性，维持眼球壁的弹力，从而有效预防近视的发生与发展。

牡蛎——强肝解毒、净化瘀血

营养成分：

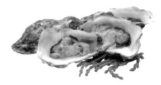

含丰富的蛋白质、维生素E、氨基酸、牛磺酸、铁、锌、钙、磷、钠、钾等营养成分。

护眼功效：

牡蛎富含多种营养成分，属于高蛋白、低脂肪的食物，有宁心安神、益智健脑等功效。牡蛎中牛磺酸的含量较高，牛磺酸对眼睛有保护作用，同时还能增强机体免疫力，有利于消除疲劳。牡蛎还富含维生素D和钙，可强化骨骼及牙齿，有助于儿童生长发育。

牛肉——益气养胃、促进康复

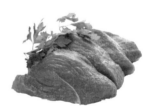

营养成分：

富含蛋白质、脂肪、维生素B_1、维生素B_2、钙、磷、铁、锌等。

护眼功效：

牛肉含有丰富的蛋白质、脂肪、多种维生素、烟酸、钙、磷、铁等成分，具有补脾益胃、补气养血、强筋壮骨等功效。牛肉中含有大量的锌元素，这种营养物质可以延缓视力下降，还能防止黄斑变性，有助于保持眼睛的长期健康。

护眼食疗方推荐

—————— 小米南瓜粥 ——————

原料： 小米200克，大米50克，南瓜200克。

制作：

1.洗净的南瓜去皮，切成小方块。

2.砂锅中注水烧热，放入小米、大米和南瓜块，搅拌均匀，盖上盖子，大火烧开后转小火续煮30分钟至食材熟软即可。

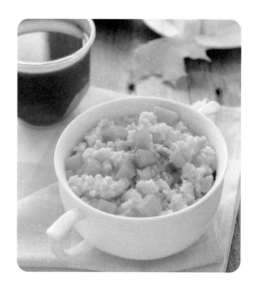

—————— 清炒菠菜 ——————

原料： 菠菜350克，蒜末适量。

调料： 盐3克，鸡粉3克，食用油适量。

制作：

1.菠菜择洗干净。

2.锅中注入适量清水烧开，放入菠菜，焯30秒，捞出沥水，待用。

3.炒锅热油，放入蒜末爆香，放入菠菜，翻炒片刻。

4.加入盐、鸡粉，炒匀即可。

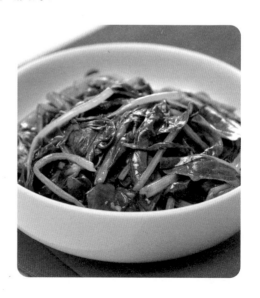

扬州炒饭

原料： 熟米饭300克，豌豆50克，金华火腿50克，鸡蛋1个，去皮胡萝卜50克。

调料： 盐3克，鸡粉3克，生抽3毫升，食用油适量。

制作：

1.胡萝卜切丁；金华火腿切成粒；鸡蛋打入碗中，打散。

2.锅内注水烧开，倒入豌豆，煮至断生后捞出待用。

3.热锅注油，倒入米饭炒散，倒入鸡蛋液炒匀，倒入金华火腿粒、豌豆、胡萝卜丁，加入盐、鸡粉、生抽翻炒均匀即可。

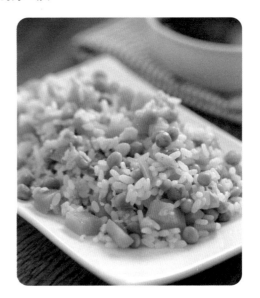

枸杞猪肝汤

原料： 猪肝100克，枸杞10克，姜丝10克。

调料： 盐2克，芝麻油适量。

制作：

1.猪肝洗净，放入含有醋的清水中浸泡10分钟去腥，取出冲洗干净，切成薄片。

2.锅内注入适量清水，撒入姜丝、枸杞，烧开，下入猪肝，搅散，稍煮一会儿。

3.加盐，拌匀调味，再淋入少许芝麻油即可。

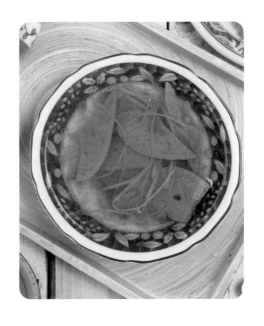

西红柿炒鸡蛋

原料： 西红柿130克，鸡蛋1个，小葱20克，大蒜10克。

调料： 盐3克，食用油适量。

制作：

1.大蒜切片；洗净的小葱切末；洗净的西红柿去蒂，切成滚刀块；鸡蛋打入碗中，打散。

2.热锅注油烧热，倒入鸡蛋液，炒熟，盛入盘中，待用。

3.锅底留油，倒入蒜片爆香，倒入西红柿块，炒出汁，倒入鸡蛋炒匀，加盐，翻炒均匀，撒上葱花即可。

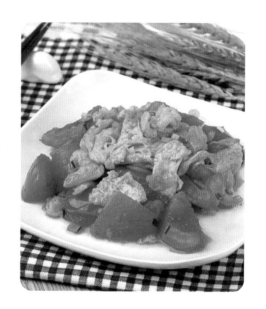

牛奶蒸鸡蛋

原料： 鸡蛋2个，牛奶250毫升，提子、哈密瓜各适量。

调料： 白糖少许。

制作：

1.把鸡蛋打入碗中，打散；将洗净的提子对半切开；用挖勺将哈密瓜挖成小球状；将处理好的水果装入盘中。

2.把白糖倒入牛奶中，搅匀，将搅匀的牛奶加入鸡蛋液中，搅拌均匀。

3.蒸锅注水烧开，放入调好的牛奶鸡蛋液，盖上盖子，蒸8分钟，取出，放上切好的提子和挖好的哈密瓜即可。

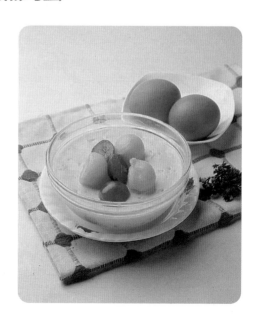

腰果鸡丁

原料： 鸡肉丁400克，彩椒块、洋葱块各30克，腰果50克。

调料： 盐、鸡粉、料酒、生抽、生粉、食用油各适量。

制作：

1.鸡肉丁装入碗中，放入盐、料酒、生抽、生粉拌匀，腌制15分钟。

2.腰果和鸡肉丁分别放入油锅炸熟。

3.热锅注油，倒入洋葱块和彩椒块，快速翻炒片刻，加入适量盐、鸡粉，炒匀调味，放入炸好的鸡肉丁和腰果，翻炒均匀即可。

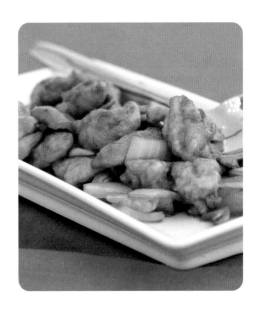

三鲜豆腐

原料： 豆腐100克，蟹味菇90克，虾仁80克，葱花适量。

调料： 盐3克，鸡粉2克，生抽3毫升，香油适量。

制作：

1.豆腐切块；蟹味菇洗净；虾仁去虾线。

2.锅内注水烧开，倒入虾仁、豆腐、蟹味菇，中火煮8分钟。

3.加入盐、鸡粉、生抽、香油拌匀。

4.将煮好的食材盛入碗中，撒上葱花即可。

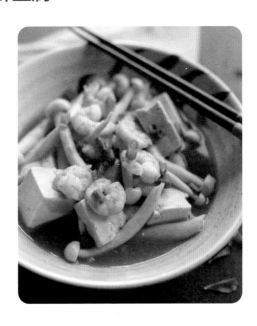

玉米骨头汤

原料： 玉米段100克，猪骨头400克，姜片适量。

调料： 盐3克，鸡粉3克，胡椒粉3克，食用油适量。

制作：

1.锅中注水烧开，倒入洗净的猪骨头，汆去血水和杂质，捞出待用。

2.砂锅中注入适量的清水，大火烧开，倒入猪骨头，放入姜片、玉米段搅拌均匀，大火煮开后转小火炖1小时。

3.揭开盖，加入盐、鸡粉、胡椒粉，搅拌均匀即可。

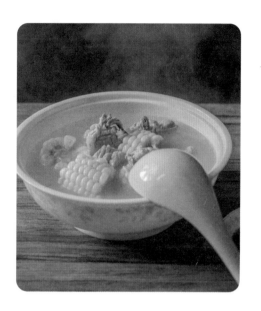

韭菜花炒虾仁

原料： 韭菜花200克，虾150克。

调料： 盐3克，鸡粉2克，料酒5毫升，食用油适量。

制作：

1.韭菜花洗净，切成段。

2.虾去除头部，切开背部，去除虾线，放入碗中，下入1克盐、5毫升料酒拌匀，去除腥味。

3.锅中注油烧热，下入虾仁，炒至变色，倒入韭菜花，翻炒均匀，再下入2克盐、鸡粉，炒至食材入味即可。

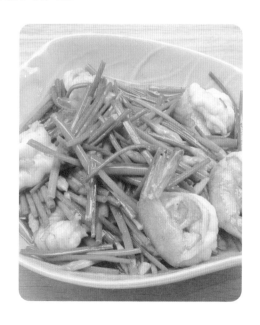

鱼块蔬菜沙拉

原料： 草鱼块200克，牛油果1个，生菜、苦菊各少许。

调料： 盐、鸡粉、柠檬汁、食用油各适量。

制作：

1.牛油果对半切开，去核，再分切成瓣；生菜洗净，切成丝；苦菊洗净。

2.草鱼块洗净，去鱼皮，加入盐、鸡粉、柠檬汁，拌匀，腌制20分钟。

3.锅中注油，烧至七成热，放入草鱼块，煎至两面金黄，盛入果蔬盘中即可。

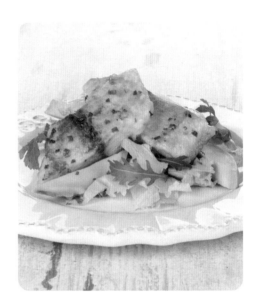

三文鱼汤

原料： 胡萝卜100克，土豆100克，三文鱼100克。

调料： 盐3克，鸡粉3克，胡椒粉5克，食用油适量。

制作：

1.胡萝卜去皮切段；土豆去皮切块；三文鱼切块。

2.锅中注入适量清水烧开，倒入切好的三文鱼，搅拌均匀，煮至变色。

3.放入胡萝卜块、土豆块，搅拌均匀，大火烧开后用小火煮约10分钟，加入盐、鸡粉、胡椒粉，搅拌均匀即可。

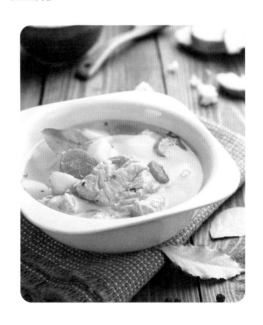

猪肝鸡蛋粳米粥

原料： 粳米100克，切片的猪肝50克，鸡蛋1个，姜片、姜丝、葱花、葱段、蒜片各少许。

调料： 盐3克，鸡粉少许。

制作：

1.粳米洗净，倒入砂锅中，加入适量水，煮沸，加入姜丝、鸡粉、盐，小火慢炖30分钟。

2.另起锅，注入冷水，放入葱段、姜片、蒜片，水开后倒入切片的猪肝，焯去血水，放入煮熟的粥里，小火焖煮5分钟，出锅后撒上葱花即可。

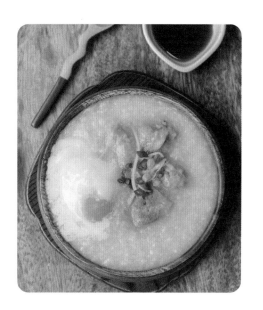

燕麦黄豆黑芝麻糊

原料： 即食燕麦50克，水发黄豆80克，黑芝麻80克。

调料： 白糖10克。

制作：

1.取豆浆机，倒入即食燕麦、水发黄豆、黑芝麻、适量清水，加入白糖。

2.盖上机头，按"选择"键，选择"米糊"选项，再按"启动"键开始运转。

3.待豆浆机运转约20分钟，即成芝麻糊。

4.将豆浆机断电，取下机头，将煮好的芝麻糊倒入碗中即可。

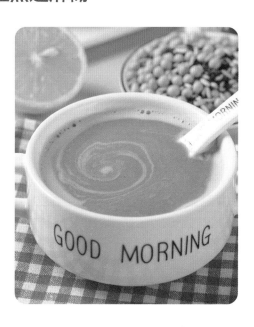

蓝莓牛奶粥

原料： 水发粳米100克，纯牛奶200毫升，蓝莓酱10克，蓝莓20克。

制作：

1.粳米洗净，倒入砂锅中，加入适量清水，大火煮开后转小火炖30分钟。

2.倒入牛奶，搅拌均匀，小火煮沸。

3.加入蓝莓酱，拌匀。

4.将煮好的粥盛入碗中，放上洗净的蓝莓即可。

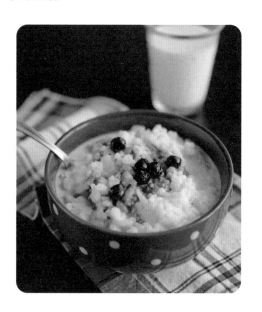

牡蛎海带汤

原料： 水发海带300克，牡蛎肉100克，姜丝少许。

调料： 盐3克，料酒10毫升，芝麻油、胡椒粉、食用油各适量。

制作：

1.锅中注入适量清水烧开，倒入水发海带、姜丝，放入牡蛎肉，搅拌均匀，淋入少许的食用油、料酒，搅匀，盖上锅盖，焖煮5分钟至食材煮透。

2.揭开锅盖，淋入少许芝麻油，加入胡椒粉、盐，搅拌片刻，使食材入味即可。

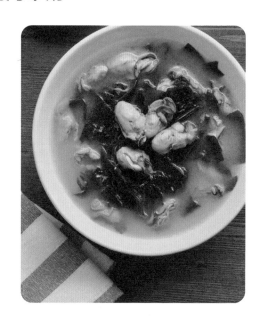

胡萝卜烩牛肉

原料： 牛肉300克，胡萝卜100克，口蘑100克。

调料： 盐3克，鸡粉3克，花椒少许，料酒5毫升，生抽5毫升，老抽5毫升。

制作：

1.胡萝卜去皮，切成圆片；口蘑洗净，切成片。

2.牛肉洗去血水，用高压锅压熟，切成块。

3.把胡萝卜片、牛肉块、口蘑片放入砂锅中，倒入适量清水，加入调料拌匀，煮沸后续煮约20分钟即可。

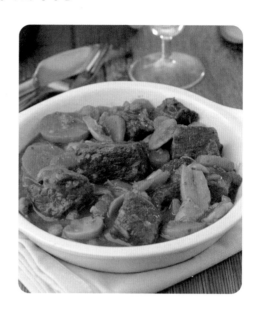

胡萝卜金枪鱼沙拉

原料： 罐装金枪鱼1盒，胡萝卜80克。

调料： 白兰地少许，盐3克，芝麻油少许。

制作：

1.将金枪鱼肉从罐头中取出，装入碗中，倒入白兰地，拌匀调味。

2.胡萝卜去皮，切丝。

3.锅内注水烧开，加入盐，倒入胡萝卜丝，煮至断生，捞出沥干。

4.取一个盘子，将胡萝卜丝摆放在盘中，淋入少许芝麻油，拌匀，摆上金枪鱼肉即可。

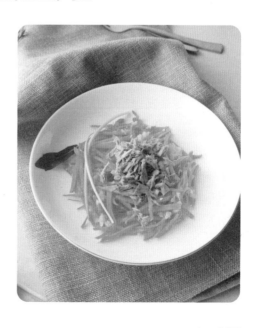

鸡肉菠菜蛋饼

原料： 菠菜100克，鸡蛋3个，火腿肠30克。

调料： 盐3克，食用油少许。

制作：

1.菠菜洗净；火腿肠切成丁。

2.锅内注水烧开，放入菠菜，快速焯水后盛出，晾凉，切成长段。

3.碗中打入鸡蛋，放入菠菜段，加入盐，搅拌均匀，再放入火腿丁，继续搅拌均匀。

4.锅中注油烧热，倒入鸡蛋液，煎至两面金黄即可。

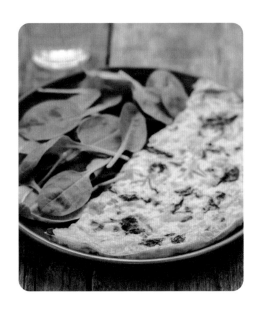

杞果鸡肉块

原料： 杞果90克，鸡胸肉300克，腰果50克，蒜末适量。

调料： 盐2克，鸡粉2克，食用油适量。

制作：

1.杞果去皮，切块；鸡胸肉切块。

2.热锅注油，倒入适量蒜末爆香，倒入鸡胸肉煎至转色。

3.加入盐、鸡粉翻炒均匀。

4.倒入腰果，炒匀，再倒入杞果块，快速炒匀即可。

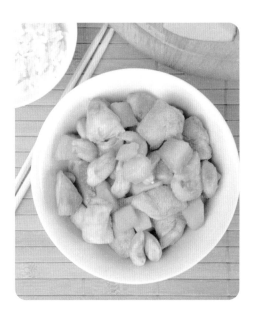

—— 软煎鸡肝 ——

原料： 鸡肝80克，蛋清50克，面粉40克。

调料： 盐1克，料酒、食用油各适量。

制作：

1.汤锅中注入适量清水，放入洗净的鸡肝，加少许盐、料酒，煮约5分钟至鸡肝熟透，捞出晾凉，切成片。

2.取一个碗，倒入面粉，加入蛋清，搅拌均匀，制成面糊。

3.煎锅注油烧热，将鸡肝裹上面糊，放入煎锅中，煎熟即可。

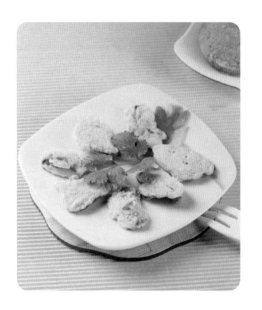

—— 黑米莲子糕 ——

原料： 水发黑米100克，水发糯米50克，水发莲子适量。

调料： 白糖20克。

制作：

1.准备好一个碗，倒入水发黑米、水发糯米、白糖，拌匀。

2.将拌好的食材倒入模具中，再摆上水发莲子，再将剩余的食材依次倒入模具中，备用。

3.蒸锅注水烧开，放入模具，盖上锅盖，蒸30分钟即可。

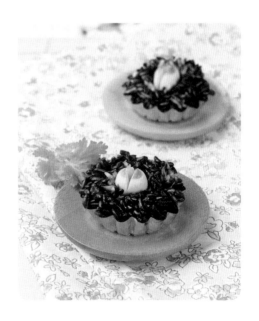

清凉绿豆沙

原料： 水发绿豆100克。

调料： 白糖10克。

制作：

1.将水发绿豆放入砂锅中，注入适量清水，大火煮沸后转小火煮40分钟至绿豆开花熟透。

2.加入白糖，搅拌至入味即可。

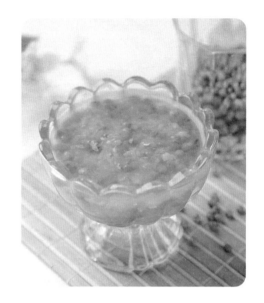

燕麦香蕉奶昔

原料： 即食燕麦50克，香蕉1根，杏仁30克，酸奶250克。

制作：

1.香蕉去皮，切成段，待用。

2.取榨汁机，倒入即食燕麦、香蕉段、杏仁和酸奶，再加入少许凉开水，启动榨汁机，打成奶昔即可。

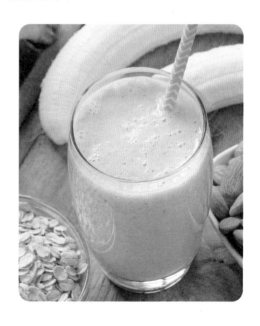

枸杞白菜汤

原料： 娃娃菜2颗，水发枸杞15克。

调料： 盐3克，生抽5毫升，芝麻油少许。

制作：

1.将娃娃菜洗净，切成小瓣；水发枸杞冲洗干净。

2.锅中注水烧开，放入娃娃菜瓣，煮至熟软，倒入水发枸杞，再加入盐和生抽，续煮2分钟，出锅前淋入芝麻油即可。

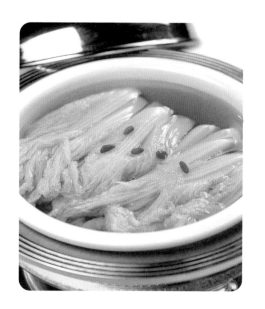

炒双花

原料： 花菜100克，西蓝花100克，红椒30克，蒜末适量。

调料： 盐2克，食用油适量。

制作：

1.花菜、西蓝花洗净，切成小朵；红椒洗净，切成小块，待用。

2.锅中注水烧热，放入花菜、西蓝花，焯水至断生，捞出待用。

3.热锅注油，下入蒜末、红椒，爆香，倒入花菜、西蓝花，翻炒片刻，加盐炒至入味即可。

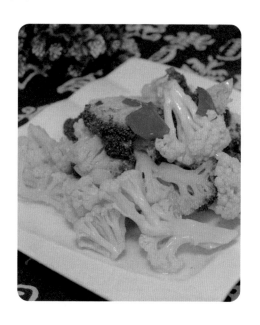

粗粮一家亲

原料： 玉米200克，山药200克，紫薯200克，花生100克，土豆300克。

制作：

1.所有食材洗净，玉米、山药、紫薯均切成段。

2.将备好的食材码在笼屉里，待用。

3.蒸锅注水，放入笼屉，加盖，大火蒸20分钟。

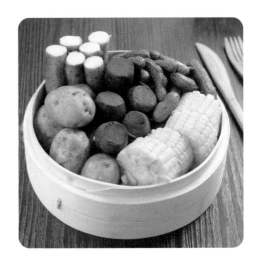

海带豆腐汤

原料： 豆腐170克，水发海带120克，姜丝、葱花各适量。

调料： 盐3克，胡椒粉2克，鸡粉3克。

制作：

1.将洗净的豆腐切成小方块。

2.锅中注入适量清水烧开，撒上姜丝，倒入豆腐块，再放入洗净的水发海带丝，拌匀，用大火煮约4分钟，至食材熟透。

3.加入少许盐、鸡粉，撒上适量胡椒粉，拌匀，略煮一会儿至汤汁入味。

4.关火后盛出煮好的汤料，装入碗中，撒上葱花即可。

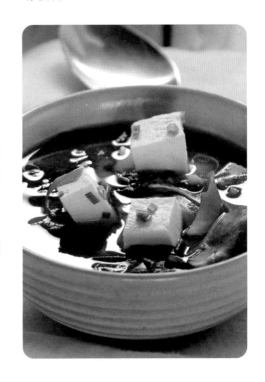

肉丸子白菜汤

原料： 猪肉馅300克，小白菜300克，鸡蛋1个，枸杞、姜末、葱花各少许。

调料： 盐3克，鸡粉3克，淀粉适量，食用油适量。

制作：

1.取一个干净的碗，放入猪肉馅，打入鸡蛋，加入葱花、姜末、盐、淀粉，顺一个方向搅至起劲。

2.锅中倒入少量的食用油，注入适量清水煮沸，将肉馅制成丸子，下入锅中，煮5分钟，加入盐、鸡粉，放入小白菜、枸杞，煮至食材熟透即可。

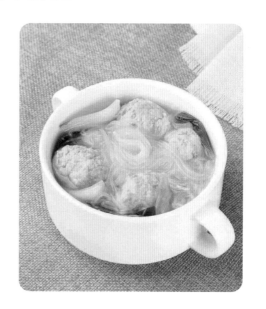

凉拌紫甘蓝

原料： 紫甘蓝200克，胡萝卜50克，香菜少许。

调料： 酱油、香醋、盐、芝麻油各适量。

制作：

1.紫甘蓝洗净切丝；香菜切段。

2.胡萝卜洗净，去皮，切成细丝。

3.将紫甘蓝丝、胡萝卜丝装入碗中，撒上少许香菜段。

4.加入酱油、香醋、盐、芝麻油，搅拌均匀，装入盘中即可。

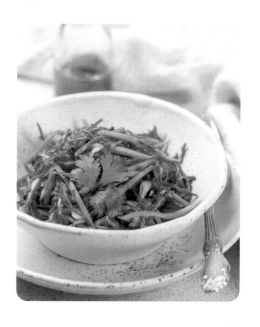

土豆黄瓜饼

原料： 土豆250克，黄瓜200克，小麦面粉150克。

调料： 生抽5毫升，盐、鸡粉、食用油各适量。

制作：

1.洗净去皮的土豆切丝；黄瓜切丝。

2.取一个大碗，倒入小麦面粉、黄瓜丝、土豆丝，注入适量的清水，搅拌均匀制成面糊，加入少许生抽、盐、鸡粉，搅匀调味。

3.热锅注油烧热，倒入面糊，烙制面饼。将面饼煎熟，煎至两面金黄。

4.将饼盛出，切成菱形即可。

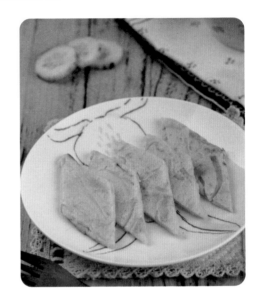

蒸香菇西蓝花

原料： 香菇200克，西蓝花200克。

调料： 盐3克，鸡粉2克，蚝油5克，水淀粉10毫升，食用油适量。

制作：

1.香菇按十字花刀切块，西蓝花沿圈摆盘，香菇摆在西蓝花中间。

2.备好已注水烧开的蒸锅，放入食材，蒸8分钟至熟，取出待用。

3.炒锅中注入少许清水烧开，加入盐、鸡粉，放入蚝油搅拌均匀，用水淀粉勾芡，搅拌均匀成汤汁，将汤汁浇在西蓝花和香菇块上即可。

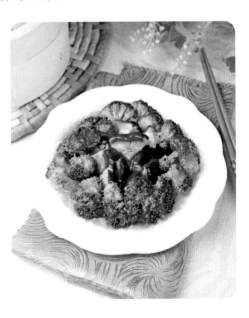